难病奇方系列丛书（第四辑）

左归丸

总主编　巩昌镇　马晓北

编　著　王国为　巩昌镇

中国医药科技出版社

内 容 提 要

　　本书从理论研究、临床应用和实验研究方面阐述左归丸。上篇理论研究，主要讲述左归丸的来源、组成、用法以及历代医家对左归丸的认识、左归丸的衍生方等。中篇临床应用，详细进述了各科疾病和疑难病应用左归丸、左归丸衍生方的临床经验和病案。下篇实验研究，讲述左归丸中单味药的化学成分、药理作用，并叙述了左归丸全方的药理作用等。全书内容翔实，实用性强，适合广大中医学生，中医临床医生，中医爱好者参考。

图书在版编目（CIP）数据

　　左归丸/王国为，巩昌镇主编 . —北京：中国医药科技出版社，2013. 1

　　（难病奇方系列丛书 . 第 4 辑）
　　ISBN 978 - 7 - 5067 - 5764 - 5

　　Ⅰ . ①左… Ⅱ . ①王… ②巩… Ⅲ . ①左归丸 - 研究 Ⅳ . ①R286

　　中国版本图书馆 CIP 数据核字（2012）第 261020 号

美术编辑　陈君杞
版式设计　郭小平

出版　中国医药科技出版社
地址　北京市海淀区文慧园北路甲 22 号
邮编　100082
电话　发行：010-62227427　邮购：010-62236938
网址　www.cmstp.com
规格　958×650mm⅟₁₆
印张　8¼
字数　122 千字
版次　2013 年 1 月第 1 版
印次　2022 年 9 月第 5 次印刷
印刷　北京市密东印刷有限公司
经销　全国各地新华书店
书号　ISBN 978-7-5067-5764-5
定价　**18. 00 元**
本社图书如存在印装质量问题请与本社联系调换

董继鹏　韩　曼　韩淑花　储　芹
路玉滨　薛　媛

分册编著

酸枣仁汤	杜　辉	刘　伟
普济消毒饮	周庆兵	巩昌靖
三仁汤	罗良涛	刘　伟
当归四逆汤	韩　曼	巩昌靖
真武汤	林伟刚	巩昌镇
知柏地黄丸	李　楠	刘　伟
青蒿鳖甲汤	周劲草	姜　文
增液汤	王玉贤	巩昌靖
香砂六君子汤	黄　凤	刘　伟
镇肝熄风汤	唐　杰	姜　文
炙甘草汤	罗成贵	刘　伟
膈下逐瘀汤	王佳兴	刘　伟
生化汤	代媛媛	姜　文
甘露消毒丹	韩淑花	巩昌靖
四逆汤	高占华	巩昌靖
独活寄生汤	闵　妍	刘　伟
右归丸	王景尚	巩昌镇
当归芍药散	王建辉	张　硕
导赤散	王　福	巩昌靖

身痛逐瘀汤	刘 灿	刘 伟
失笑散	陈冰俊	姜 文
半夏泻心汤	董继鹏	刘 伟
左归丸	王国为	巩昌镇
通窍活血汤	余志勇	姜 文
苓桂术甘汤	李宏红	刘 伟
一贯煎	何 萍	巩昌靖
平胃散	韦 云	巩昌靖
少腹逐瘀汤	王莹莹	杨 莉
小建中汤	刘晓谦	姜 文
麻杏石甘汤	张 晨	刘 伟
仙方活命饮	高 杰	赵玉雪

《难病奇方系列丛书》第四辑

前　言

　　《难病奇方系列丛书》新的一辑——第四辑又和大家见面了。

　　中医药是中华文明的一份宝贵遗产。在这份遗产中，中药方剂是一串串夺目璀璨的明珠，而那些百炼千锤、结构严谨、疗效可靠的经典名方则更是奇珍异宝。

　　几千年来，经典方剂跨越时代，帮助中华民族健康生息、祛病延寿。它们并未因时代的变迁而消失，也未因社会的发展而萎谢，更未因西医学的创新而被抛弃。恰恰相反，它们应时而进，历久弥新。一代一代的学者丰富了经典方剂的理论内涵，一代一代的医生扩展了经典方剂的应用外延，面对西医学的飞速发展，经典方剂依然表现出无限的生命力和宽广的适用性。

　　今天，经典方剂又跨越空间，走向世界，帮助全人类防病治病。在加拿大的中医诊所里，摆满了张仲景的《四逆汤》、《金匮肾气丸》，王清任的《血府逐瘀汤》、《少腹逐瘀汤》。走进英国的中医诊所，到处可见宋代《局方》的《四物汤》和《四君子汤》，张介宾的《左归丸》和《右归丸》。在美国的近两万家针灸和中医诊所里，各种各样的中医经典方剂，如《小柴胡汤》、《六味地黄丸》、《补中益气汤》和《逍遥散》等等，都是针灸师、中医师的囊中宝物。经典方剂已经成为世界各国中医临床医生的良师益友。他们学习应用这些方剂，疗效彰显，福至病家。

　　中医方剂的走向世界，也进一步使中医方剂的研究走进了西方的研究机构。中医中药的研究在澳大利亚悉尼大学的中澳中医研究中心已经展开。在英国剑桥大学中医中药实验室里，樊台平教授带领的团队对传统中医复方情有独钟。特别值得一提的是，在美国耶鲁大学医学院的实验室里，郑永齐教授的研究团队把黄芩汤应用到治疗肝癌、胰腺癌、直肠癌等疾病上。这个团队在临床前试验、一期临床试验、二期临床试验、三期临床试验方面步步推进，并对用黄芩汤与传统化疗药物结合以降低化疗药物的毒副作用和提高临床效果进行了周密的研究。这些研究证实了黄芩汤的经典应用，拓广了黄芩汤的现代应用范围，用西医学方法为这一经典方剂填补了一个丰富的注脚。他们十多年的精心临床研究结果广泛发表在美国《临床肿瘤学杂志》、《传统药物杂志》、《色谱学杂志》、《临床大肠癌杂志》、《国际化疗生物学杂志》、《抗癌研究杂志》、《转译医学杂志》、《生物医学进展》、《胰腺杂志》和英国《医学基因组学杂志》等主流医学杂志上。有关黄芩汤的大幅报道甚至出现在美国最主流的报纸《华尔街日报》上。

中国医药科技出版社出版的这套《难病奇方系列丛书》，爬罗剔抉，补苴罅漏，广泛收集了经典方剂的实验研究成果与临床应用经验，是名方奇方的集大成者。

丛书迄今已经出版了三辑，共收四十三个经典方剂。每一经典方剂自成一册，内容包括理论研究、临床应用、实验研究三部分。理论研究部分探讨药方的组成、用法、功效、适应证、应用范围、组方原理及特点、古今医家评述、方剂的现代理论研究。临床应用部分重点介绍现代科学研究者对该方的系统性临床观察以及大量临床医家的医案病例和经验总结。实验研究部分探讨方剂中的每一味中药的现代药理作用，并以此为基础研究该方治疗各系统疾病的作用机制。

沿着同一思路，《难病奇方系列丛书》第四辑继续挖掘先贤始创而在现代临床上仍被广泛使用的经典方剂，并汇有大量临床经验和最新研究成果，以飨中医临床医生、中医研究者、中医学生以及所有的中医爱好者。

美国中医学院儒医研究所

巩昌镇 博士

2012 年秋于美国

目录

上篇 理论研究

中篇 临床应用

目录

下篇　实验研究

目录

上 篇

理论研究

第一章

概　述

第一节　左归丸的来源和组成

左归丸出自《景岳全书卷五十一·补阵》，系由《小儿药证直诀》六味地黄丸加减衍化而来，取六味地黄丸之地黄、山萸肉、山药的"三补"，减去茯苓、泽泻、丹皮的"三泻"，再加补养肝肾精血之品，故为纯补精血之方，用于纯虚无邪者为宜。张景岳（1563～1640年），又名张介宾，别号通一子，明末会稽（今浙江绍兴）人，他的学术思想对后世影响很大。晚年著作《景岳全书》集临床各科、方药针灸之大成，是一部学术上比较成熟的书。他先是尊崇金元四大家朱震亨（朱丹溪）（1281～1358年）"阳常有余、阴常不足"的学说，经实践后提出"阳非有余、真阴不足"、"人体虚多实少"等理论，主张补"真阴元阳"，慎用寒凉攻伐。临诊时常用温补方，左归丸、左归饮是其补阴代表方，右归饮、右归丸是其补阳代表方。张氏认为左肾属水（肾阴），右肾属命门（真火、肾阳）。对于肝肾精血虚损之证，张氏从《素问·阴阳应象大论》"精不足者，补之以味"而立法，用左归丸以"壮水之主，培左肾之元阴；填补肝肾真阴。"[1]

左归丸是一首填补肝肾真阴的方剂，《景岳全书卷五十一·补阵》载其药物组成为：大怀熟（地）八两（240g），山药（炒）四两（120g），枸杞四两（120g），山茱萸肉四两（120g），川牛膝（酒洗，蒸熟）三两（精滑者不用），菟丝子（制）四两（120g），鹿胶（敲碎，炒珠）四两（120g），龟胶（切碎，炒珠）四两（120g），无火者不必用。

用法：上先将熟地蒸烂，杵膏，加炼蜜丸，桐子大。每食前用滚汤或淡盐汤送下百余丸。现代用法：制为蜜丸，每丸约重15g，早、晚空腹时各服1丸，淡盐水送下。也可按原方比例酌情加减化裁做汤剂水煎服。[2]

第二节　左归丸的功效与主治

一、方中药物的功效与主治

（一）熟地黄

为玄参科植物地黄的干燥块根，经加工蒸晒而成。味甘，性温，归肝肾经。功效补血滋阴，益精填髓。主治血虚萎黄；眩晕心悸；月经不调；崩不止；肝肾阴亏；潮热盗汗；遗精阳痿；不育不孕；腰膝酸软；耳鸣耳聋；头目昏花；须发早白；消渴；便秘；肾虚喘促等[3]。

历代本草汇言[4]：

《本草衍义》：经只言干、生二种，不言熟者，如血虚劳热，产后虚热，老人中虚燥热，须地黄者，若与生、干，常虑大寒，如此之类，故后世改用熟者。

《药性赋》：味甘、苦，性温，无毒。沉也，阴也。其用有四：活血气，封填骨髓；滋肾气，补益真阴；伤寒后胫股最痛，新产后脐腹难禁。

《本草纲目》：按王硕《易简方》云：男子多阴虚，宜用熟地黄，女子多血热，宜用生地黄。又云，生地黄能生精血，天门冬引入所生之处，熟地黄能补精血，用麦门冬引入所补之处。虞抟《医学正传》云：生地黄生血，而胃气弱者服之恐妨食。熟地黄补血，而痰饮多者服之恐腻膈。或云，生地黄酒炒则不妨胃，熟地黄姜汁炒则不腻膈，此皆得用地黄之精微者也。

《药性解》味甘苦，性温，无毒，入心、肝、肾三经。活血气，封填骨髓，滋肾水，补益真阴，伤寒后胫股最痛，新产后脐腹难禁，利耳目，乌须发，治五劳七伤，能安魂定魄。

《景岳全书》：味甘微苦，味厚气薄，沉也，阴中有阳。本草言其入手足少阴、厥阴经，大补血衰，滋培肾水，填骨髓，益真阴，专补肾中元气，兼疗藏血之经。此虽泛得其概，亦岂足以尽是之妙。夫地黄产于中州沃土之乡，得土之气，而曰非太阴、阳明之药，吾弗信也。惟是生者性凉，脾胃喜暖，故脾阳不足者，所当慎用；至若熟则性平，禀至阴之德，气味纯静，故能补五脏之真阴，而又于多血之脏为最要，得非脾胃经药耶？

《得配本草》：甘，微温，微苦。入手足少阴、厥阴经血分，补真阴，填骨髓。凡阴虚火炎，水泛为痰。津枯无汗，烦躁不宁，耳目聋瞳，神气散失，脂膏残薄，小水不利，大便不实，痿痹不仁，宿滞不化，真阳不回等症，非此不疗。

《本草求真》：景岳尚论熟地，最为明确，独中所论脾肾寒逆为呕，可用地黄以治，是亦千虑之一失耳，夫既脾肾虚寒，则脾与肾已受寒累，正宜用以辛热，以为扫除，如太阳既至，坚冰自解，乃复坠以霜雪，投以阴剂，不更使寒滋甚乎。虽曰熟地性温，寒从温散，然寒至上逆为呕，则寒已甚，岂有熟地之温，而可令寒外散乎。但或阳盛阴微，阳藉阴化，偶有感冒，用此杂于温散之中，或有见效；若真纯阴无火，厥气上逆则呕，则此又为深忌。

《本草新编》味甘，性温，沉也，阴中之阳，无毒，入肝肾二经。生血益精，长骨中脑中之髓。真阴之气非此不生，虚火之焰非此不降。洵夺命之神品，延龄之妙味也。

《本草分经》：甘，微温。入足三阴经。滋肾补肝，封填骨髓，亦补脾阴，利血脉，益真阴，除痰退热，止泻。治一切肝肾阴亏、虚损百病。为壮水之主药。兼散剂亦能发汗，兼温剂又能回阳。

《医学衷中参西录》：其性微温，甘而不苦，为滋阴补肾主药。治阴虚发热，阴虚不纳气作喘，劳瘵咳嗽，肾虚不能漉水，小便短少，积成水肿，以及各脏腑阴分虚损者，熟地黄皆能补之。

（二）　山药

为薯蓣科植物山药的块茎。味甘，性平，归肺、脾、肾经。功效补脾，养肺，固肾，益精。主治脾虚泄泻；食少浮肿；肺虚咳喘；消渴；遗精；带下；肾虚尿频；外用治痈肿；瘰疬等。

历代本草汇言[4]：

《神农本草经》：味甘，温。主治伤中，补虚羸，除寒热邪气，补中，益气力，长肌肉。

《名医别录》：平，无毒。主治头面游风、风头、眼眩，下气，止腰痛，补虚劳，羸瘦，充五藏，除烦热，强阴。

《药性解》：味甘，性温，无毒，入脾、肺、肾三经。补阴虚，消肿硬，健脾气，长肌肉，强筋骨，疗干咳，止遗泄，定惊悸，除泻痢。

《药鉴》：气温，味甘平，无毒。手足太阴经药也。治诸虚百损，疗五劳七伤。益气力，润泽皮肤。长肌肉，兼强筋骨。除寒热邪气，却头面游风风眩。开心窍聪明，涩精管泄滑。

《景岳全书》：味微甘而淡，性微涩。所以能健脾补虚，涩精固肾，治诸虚百损，疗五劳七伤。第其气轻性缓，非堪专任，故补脾肺必主参术，补肾水必君萸地，涩带浊须破故同研，固遗泄仗菟丝相济。诸凡固本丸药，亦宜捣末为糊。总之性味柔弱，但可用为佐使。

《得配本草》：甘，平。入手足太阴经血分，兼入足少阴经气分。补脾阴，调肺气。治虚热干咳，遗精泄泻。游风眼眩，惊悸健忘。生者捣敷疮毒，能消肿硬。

《本草新编》味甘，气温平。无毒。入手足太阴二脏，亦能入脾、胃。治诸症百损，益气力，开心窍，益智慧，尤善止梦遗，健脾开胃，止泻生精。

《本草分经》：味甘性涩。补脾肺，清虚热，化痰涎，固肠胃，涩精气，兼能益肾强阴，而助心气。

《医学衷中参西录》：色白入肺，味甘归脾，液浓益肾，能滋润血脉，固摄气化，宁嗽定喘，强志育神，性平可以常服多服。

（三）山茱萸

为山茱萸科植物山茱萸的果实。味酸，性微温，归肝、肾经。功效补益肝肾；收敛固脱。主治头晕目眩；耳聋耳鸣；腰膝酸软；遗精滑精；小便频数；虚汗不止；妇女崩漏等。

历代本草汇言[4]：

《神农本草经》：味酸，平。主治心下邪气，寒热，温中，逐寒湿痹，去三虫。

《名医别录》：微温、无毒。主治肠胃风邪，寒热，疝瘕，头脑风，风气去来，鼻塞，目黄，耳聋，面疱，温中下气，出汗，强阴，益精，安五藏，通九窍，止小便利。久服明目，强力。

《药性论》：味咸，辛，大热。治脑骨痛，止月水不定，补肾气，兴阳道，坚长阴茎，添精髓，疗耳鸣，除面上疮。主能发汗，止老人尿不节。

《日华子本草》：暖腰膝，助水脏，除一切风，逐一切气，破癥结，治酒皶。

《开宝本草》味酸，平，微温，无毒。肠胃风邪，寒热，疝瘕，头脑风，风气去来，鼻塞，目黄，耳聋，面疱，温中下气，出汗，强阴，益精，安五藏，通九窍，止小便利。明目，强力，长年。

《汤液本草》：气平微温，味酸，无毒，入足厥阴经、少阴经。

《药性解》味甘酸，微温，无毒，入肝、肾二经。主通邪气，逐风痹，破癥结，通九窍，除鼻塞，疗耳聋，杀三虫，安五藏，壮元阳，固精髓，利小便。恶桔梗、防风、防己。

《药鉴》：气平，微温，味酸涩，无毒。入足厥阴少阴经药也。温胆补肾，而兴阳道。固精暖腰，而助水脏，通九窍，匀经候。

《景岳全书》：气平，味酸涩，主收敛，气平微温，阴中阳也。入肝肾二脏。能固阴补精，暖腰膝，壮阴气，涩带浊，节小便，益髓兴阳，调经收血。若脾气大弱，气温而主补，味酸而主敛，故精气益而腰膝强也。

《本草分经》：酸，涩，微温。固精秘气，补肾温肝，强阴助阳，而通九窍，兼能发汗。

《医学衷中参西录》：味酸性温，大能收敛元气，振作精神，固涩滑脱。因得木气最厚，收涩之中兼具条畅之性，故又通利九窍，流通血脉，治肝虚自汗，肝虚胁疼腰疼，肝虚内风萌动，且敛正气而不敛邪气，与其他酸敛之药不同，是以《本经》谓其逐寒湿痹也。

（四）枸杞

为茄科植物宁夏枸杞的果实。味甘，性平，归肝、肾、肺经。功效养肝，滋肾，润肺。主治肝肾亏虚；头晕目眩；目视不清；腰膝酸软；阳痿遗精；虚劳咳嗽；消渴引饮。

历代本草汇言[4]：

《神农本草经》：味苦，寒。主治五内邪气，热中，消渴，周痹。久服坚筋骨。

《名医别录》：根大寒、子微寒，无毒。主治风湿，下胸胁气，客热头痛，补内伤，大劳，嘘吸，坚筋骨，强阴，利大小肠。久服耐寒暑。

《药性论》：味甘，平。能补益精诸不足，易颜色，变白，明目，安神，令人长寿，叶和羊肉作羹，益人，甚除风，明目。

《药性解》：枸杞子，味苦甘，性微寒，无毒，入肝、肾二经，主五内发热，烦躁消渴，周痹消渴，下胸胁气，除头痛，明眼目，补劳伤，坚筋骨，益精髓，壮心气，强阴益智，皮肤骨节间风，散疮肿热毒，恶乳酪，解曲毒。

《药鉴》：气微寒，味甘苦，无毒。补肾明耳目，安神耐寒暑。延寿添精，固髓健骨。滋阴不致阴衰，兴阳常使阳举。

《景岳全书》：味甘微辛，气温，可升可降，味重而纯，故能补阴；阴中有阳，故能补气，所以滋阴而不致阴衰，助阳而能使阳旺。虽谚云：离家千里，勿食枸杞，不过谓其助阳耳，似亦未必然也。此物微助阳而无动性，故用之以助熟地最妙。其功则明耳目，壮神魂，添精固髓，健骨强筋，善补劳伤，尤止消渴，真阴虚而脐腹疼痛不止者，多用神效。

《本草新编》：味甘，苦，气微温，无毒。甘肃者佳。入肾、肝二经。明耳目，安神，耐寒暑，延寿，添精固髓，健骨强筋。滋阴不致阴衰，兴阳常使阳举。更止消渴，尤补劳伤。

《本草分经》：甘，微温。滋补肝肾而润，生精助阳，去风明目，利大小肠。

《本草经疏》：枸杞子，润而滋补，兼能退热，而专于补肾、润肺、生津、益气，为肝肾真阴不足、劳乏内热补益之要药。

《医学衷中参西录》：味甘多液，性微凉，为滋补肝肾最良之药，故其性善明目，退虚热，壮筋骨，除腰疼，久服有益，此皆滋补肝肾之功也。

（五）川牛膝

为苋科植物川牛膝的根。味甘；微苦；性平。归肝、肾经。功效活血祛瘀；祛风利湿。主治血瘀经闭；难产；胞衣不下；产后瘀血腹痛；热淋；石淋；痛经；风湿腰膝疼痛等。

历代本草汇言[4]：

《神农本草经》：味苦。主治寒湿痿痹，四肢拘挛，膝痛不可屈伸，逐血气，伤热火烂，堕胎。

《名医别录》：味酸，平，无毒。主伤中少气，男子阴消，老人失溺，补中续绝，填骨髓，除脑中痛及腰脊痛，富人月水不通，血结，益精，利阴气，止发白。

《日华子本草》：治腰膝软怯，冷弱，破癥结，排脓止痛，产后心腹痛，升血运，落死胎，壮阳。

《本草蒙筌》：味苦，酸，气平，无毒。善理一身虚羸，能助十二经脉。主手足寒湿痿痹，大筋拘挛，理膀胱气化迟难，小便短少。补中续绝，益阴壮阳。填髓除腰膝酸疼，活血滋须发乌黑。

《药性解》味苦酸，性平，无毒，入肾经。补精气，利腰膝，填骨髓，除脑疼，祛寒湿，破血结，通月经，堕胎孕，理膀胱气化迟难、阴中作痛欲死。

《景岳全书》：味苦甘，气微凉，性降而滑，阴也。忌牛肉，酒渍，父咀。走十二经络，助一身元气。主手足血热痿痹，血燥拘挛；通膀胱涩秘，大肠干结，补髓填精，益阴活血，治腰膝酸疼，滋须发枯白。其性下走如奔，故能通经闭，破血癥，引诸药下降。通麝香用，堕胎尤速。凡脏寒便滑，下元不固者，当忌用之。

《本草备要》：补肝肾，泻恶血。苦酸而平，足厥阴、少阴经药。补肝肾。能引诸药下行。酒蒸则甘酸而温，益肝肾，强筋骨。肝主筋，肾主骨。治腰膝骨痛，足痿筋挛，下行故理足，补肝则筋舒，血行则痛止。

《得配本草》：畏白前、白鲜皮。恶龟甲。忌牛肉。苦，酸，平。入足厥阴、少阴经血分。益肝肾之精气，破瘀血之癥结，治筋骨痿痹，久疟，下痢，淋痛尿血，并心腹诸痛。又能引火下行，并疗喉痹齿痛。

《本草新编》：牛膝，味甘酸，气平，无毒。蜀产者佳。善走十二经络，宽筋骨，补中绝续，益阴壮阳，除腰膝酸疼，最能通尿管涩痛，引诸药下走。

《本草分经》：苦、酸，平。入肝肾，能引诸药下行，散恶血，疗心腹痛，治淋，堕胎，出竹木刺。酒浸蒸则甘酸而温，益肝肾，强筋骨。

《医学衷中参西录》：味甘，微酸，性微温。原为补益之品，而善引气血下注，是以用药欲其下行者，恒以这为引经。故善治肾虚腰疼、腿疼，或膝疼不能屈伸，或腿痿不能任地，兼治女子月闭血枯，催生下胎。

（六）菟丝子

为双子叶植物药旋花科植物菟丝子、南方菟丝子、金灯藤等的种子。味辛甘，性平，归肝、肾、脾经。功效补肾益精；养肝明目；固胎止泄。主治腰膝酸痛，遗精，阳痿，早泄，不育，消渴，淋浊，遗尿，目昏耳鸣，胎动不安，流产，泄泻等。

历代本草汇言[4]：

《神农本草经》：味辛，平。主续绝伤，补不足，益气力，肥健。

《名医别录》：味甘，无毒，主养肌，强阴，坚筋骨，主治茎中寒，精自出，溺有余沥，口苦，燥渴，寒血为积。

《药性论》：能治男子虚冷，添精益髓，去腰疼膝冷。又主消渴热中。

《本草经疏》：为补脾肾肝三经要药，主续绝伤、补不足、益气力、肥健者，三经俱实，则绝伤续而不足补矣。

《本草蒙筌》：味辛、甘，气平。无毒。益气强力，补髓添精。虚寒膝冷腰疼，正宜多服；鬼交梦遗精泄，勿厌频吞。肥健肌肤，坚强筋骨。服之久久，明目延年。

《药性解》：味甘辛，性平，无毒，入肾经。主男子肾虚精寒，腰膝冷痛，茎中寒，精自出，溺有余沥，鬼交泄精，久服强阴坚骨，驻颜明目轻身，令人多子。

《景岳全书》：味甘辛，气微温。其性能固，入肝脾肾三经。先用甜水淘洗净，浸胀，次用酒渍，煮熟晒干，炒之更妙。补髓添精，助阳固泄，续绝伤，滋消渴，缩小便，止梦遗带浊余沥，暖腰膝寒疼，壮其力筋骨，明目开胃，进食肥肌，禁止鬼交，尤安梦寐。

《本经逢原》：菟丝子，祛风明目，肝肾气分药也。其性味辛温质粘，与杜仲之壮筋暖腰膝无异。

《得配本草》：辛，甘，平。性温。入足三阴经血分。禀中和之气，凝正阳之性，温而不燥。益精髓，坚筋骨。治鬼交泄精，尿血余沥，赤白带浊，腰疼膝冷，祛风明目，止泻固精。

《神农本草经百种录》：味辛，平。主续绝伤，子中有丝不断，故能补续筋骨。补不足，益气力，肥健。滑润有脂膏，自能生精益气而长肌肉也。汁去面黑干。久服明目，轻身延年。生精则目明而强且寿也。

《本草分经》：甘，辛，温。入肝、脾、肾。强阴益精，文而不燥。补卫气，助筋脉，祛风进食。治精寒余沥，肾经多火者勿用。

（七）鹿角胶

为鹿科动物梅花鹿或马鹿的角煎熬而成的胶块。味甘咸，性温，归肝、肾经。功效补益精血；安胎止血。主治肾虚，精血不足，虚劳羸瘦，头晕耳鸣，腰膝酸软，阳痿滑精，宫寒不孕，胎动不安，崩漏带下，吐血，衄血，咯血，尿血，阴疽疮疡等。

历代本草汇言[4]：

《神农本草经》：气味甘平无毒，主伤中劳绝，腰痛羸瘦，补中益气，妇人血闭无子，止痛安胎。

《日华子本草》：鹿角，疗患疮，痈肿，热毒等，醋摩敷；脱精，尿血，夜梦鬼交，并治之，水摩服；小儿重舌，鹅口疮，炙熨之。

《开宝本草》味咸，无毒，除少腹血急痛，腰脊痛，折伤恶血，益气。

《本草纲目》：鹿角生用则散热行血，消肿辟邪，熟用则益肾补虚，强精活血，练霜熬膏，则专于滋补矣。

《药鉴》：气温，味苦咸，气薄味厚。生精血，秘精髓，止血崩，除腰脊之疼，补虚羸劳绝之剂，血家之圣药也。

《景岳全书》：味甘咸，气温。大补虚羸，益血气，填精髓，壮筋骨，长肌肉，悦颜色，延年益寿。疗吐血下血，尿精尿血，及妇人崩淋，赤白带浊，血虚无子，止痛安胎，亦治折跌损伤，疮疡肿毒。善助阴中之阳，最为补阴要药。

《本草备要》：咸温。生用则散热，行血，消肿，醋磨，涂肿毒；为末酒服，治折伤。

《得配本草》：甘咸，温。足少阴经血分。补阴中之阳道，通督脉之血舍。壮筋骨，疗崩带。妇人虚冷，胎寒，腹痛，此为要药。

《本草汇言》：鹿角胶，壮元阳，补血气，生精髓，暖筋骨之药也。前古主伤中劳绝，腰痛羸瘦，补血气精髓筋骨肠胃。虚者补之，损者培之，绝者续之，怯者强之，寒者暖之，此系血属之精，较草木无情，更增一筹之力矣。

（八）龟板胶

为龟科动物乌龟的甲壳熬煮成的固体胶块。味甘、咸，性平。无毒。入肺、肝、肾三经。功效滋阴，补血，止血。主治阴虚血亏，劳热骨蒸，吐血，衄血，烦热惊悸，肾虚腰痛，脚膝痿弱，崩漏，带下等。

历代本草汇言[4]：

《神农本草经》：龟甲，味咸，平。主漏下赤白，破癥瘕，痎疟，五痔，阴蚀，湿痹，四肢重弱，小儿囟不合。

《名医别录》：龟甲，味甘，有毒。主治头疮难燥，女子阴疮及惊恚气，心腹痛，不可久立，骨中寒热，伤寒劳复，或肌体寒热欲死，以作汤良。久服益气资智，亦使人能食。

《药性解》：龟甲，味咸甘，性平，有毒，入心、肝、脾三经。主阴虚不足，癥瘕疟疾，五痔阴蚀，四肢重弱，血麻痹风疾，产前后痢疾，惊恚气，心腹痛，伤寒劳复，肌体寒热欲死，小儿囟门不合及头疮，女子赤白漏下及阴痒，逐瘀血，续筋骨，催生益智。自败者更佳。

《景岳全书》：味微甘微咸，性微寒，阴也。能治痎疟，破癥坚，祛湿痹伤寒劳役，骨中寒热，消五痔阴蚀诸疮……龟板膏功能亦同龟板，而性味浓厚，尤属纯阴。能退孤阳阴虚劳热，阴火上炎。吐血衄血，肺热咳喘，消渴烦扰，热汗惊悸，谵语狂躁之要药。

《本草备要》：龟板补阴益血。甘平至阴，属金与水。补心益肾，滋阴资智。治阴血不足，劳热骨蒸，腰脚酸痛，久泻久痢，久嗽疟，癥瘕崩漏，五痔产难（为末酒服，或加芎、归、发），阴虚血弱之症……《本草》有鹿胶而不及龟胶，然板不如胶，诚良药也。合鹿胶，一阴一阳，名龟鹿二仙膏。大者良。

《得配本草》：甘，平，微咸。入足少阴经血分。通血脉，疗蒸热，治腰脚血结，及疟邪成痞。

《本草分经》：咸，寒，至阴。通心入肾，补阴清热，治一切阴虚血弱之症。能通任脉。

二、左归丸的功效与主治

左归丸的功效为壮水之主，培左肾之元阴；填补肝肾真阴。主治真阴肾水不足，不能滋养营卫，渐至衰弱，或虚热往来，自汗盗汗；或神不守舍，血不归原；或虚损伤阴；或遗淋不禁；或气虚昏运；或眼花耳聋；或口燥舌干；或腰酸腿软，凡精髓内亏，津液枯涸之证。如真阴失守，虚火上炎者，宜用纯阴至静之剂，于本方去枸杞、鹿胶，加女贞子3两，麦冬3两；如火烁肺金，干枯多嗽者，加百合3两；如夜热骨蒸，加地骨皮3两；如小水不利、不清，加茯苓3两；如大便燥结，去菟丝，加肉苁蓉3两；如气虚者，加人参3~4两；如血虚微滞，加当归4两；如腰膝酸痛，加杜仲3两（盐水炒用）；如脏平无火而肾气不充者，加破故纸3两（去心），莲肉、胡桃肉各4两，龟胶不必用。现代临床广泛运用于老年及神经性疾病、慢性肝肾疾病、血液病、妇科疾病、男性科疾病、骨病、心脑血管疾病等属肝肾真阴亏虚者，都有良好疗效。其补肾养阴效果超过左归饮（熟地、山药、山萸肉、杞子、茯苓、炙甘草）。

大凡久病、大病之后，或老年人肝肾阴虚，精血亏损，见有形体消瘦，腰酸腿软，眩晕眼花，遗精盗汗，耳鸣口燥等症状时，都可用本方滋肾壮水，填精益髓，以使精血自充。方中重用熟地滋补肾阴为君药。山萸滋养肝肾，收敛精气；山药健脾滋阴，固精缩尿，枸杞补肾益精，养肝明目，龟鹿二胶，峻补精血，龟胶偏补阴，鹿胶偏补阳，此为"阳中求阴"之意。以上共为臣药。菟丝子、川牛膝补肝肾，强筋骨，壮腰膝，共为佐药。合而共奏滋补肝肾填精益髓之功。

左归丸系由六味地黄丸加减衍化而来，其去六味地黄丸之茯苓、泽泻、丹皮的"三泻"，再加补养肝肾精血之品，可见其补益肝肾之功较六味地黄丸更甚。二者区别是，本方纯补精血，补而不泻，用于纯虚无邪者为宜；六味地黄丸补中有泻，寓泻于补，适于阴虚而有内热之证。故前人曰："六味是壮水以制火，左归是育阴以涵阳"[5]。

第三节　左归丸的临床应用

左归丸临床各科应用都较为广泛，常用于治疗妇科疾病、男科疾病、老年病、神经性疾病、慢性肝肾疾病、血液病、骨病、心脑血管疾病等以及内科疑难杂症等。本方立方之意乃壮水之主以培左肾之元阴；故能填补肝肾真阴。对体虚久病以及老年人肝肾阴虚，精血亏损者，见有形体消瘦，腰酸腿软，眩晕眼花，遗精盗汗，耳鸣口燥等症状时，都可用本方加减治疗。本方乃纯补精血之方，故一般认为本方不适宜于疾病初期有实邪者，但临证如能灵活加减，仍可合理用之。此方在现代中医妇科临床中，应用尤为广泛，可治疗崩漏、闭经、月经量少、更年期综合征、功能失调性子宫出血、不孕症等疾病属肾气亏虚，精血不足者[6]。另外，据报导，镁氏以左归丸加减治疗格林-巴利综合征，阿尔茨海默病，均守方3月余，取得满意疗效[7]。

第四节　左归丸类方

一、大补元煎（《景岳全书·新方八阵》卷五十一）[8]

【组成】 人参（补气补阳，以此为主少则用一、二钱，多则用一、二两），山药（炒，二钱），熟地（补精补阴，以此为主，少则用二、三钱，多则用二、三两），杜仲（二钱），当归（二、三钱，若泄泻者，去之），山茱萸（一钱，如畏酸吞酸者，去之），枸杞（二、三钱），炙甘草（一、二钱）。

【用法】 水二盅，煎七分，食远温服。

【主治】 治男妇气血大坏，精神失守危剧等证。此回天赞化，救本培元第一要方。

【加减】 如元阳不足多寒者，于本方加附子、肉桂、炮姜之类，随宜用之；如气分偏虚者，加黄芪、白术；如胃口多滞者，不必用；如血滞者，加川芎，去山茱萸；如滑泄者，加五味、故纸之属。

二、左归饮（《景岳全书·新方八阵》卷五十一）

【组成】 熟地（二、三钱，或加至一、二两），山药（二钱），枸杞（二钱），炙甘草（一钱），茯苓（一钱半），山茱萸（一、二钱，畏酸者，少用之）。

【用法】 水二盅，煎七分，食远温服。

【主治】 此壮水之剂也。凡命门之阴衰阳胜者，宜此方加减主之。此一阴煎、四阴煎之主方也。真阴肾水不足，腰酸遗泄，眩晕耳鸣，口燥盗汗等症。

【加减】 如肺热而烦者，加麦冬二钱；血滞者，加丹皮二钱；心热而躁者，加玄参二钱；脾热易饥者，加芍药二钱；肾热骨蒸多汗者，加地骨皮二钱；血热妄动者，加生地二、三钱；阴虚不宁者，加女贞子二钱；上实下虚者，加牛膝二钱以导之；血虚而燥滞者，加当归二钱。

三、滋阴地黄丸（《妇科玉尺》卷六）[9]

【组成】　熟地四两，山茱萸、山药、天门冬、麦门冬、生地黄、知母、贝母、当归、香附、茯苓、牡丹皮、泽泻各一两五钱。

【用法】　为细末，炼蜜为丸，梧桐子大，每服三十至五十丸。

【主治】　妇女虚劳。

四、加味左归饮（《医学从众录》卷四）[10]

【组成】　熟地7钱，山茱萸3钱，怀山药3钱，茯苓3钱，枸杞3钱，肉苁蓉（酒洗，切片）4钱，细辛1钱，炙草1钱，川芎2钱。

【用法】　水煎服。

【主治】　肾虚头痛，眩晕目痛。

五、滋阴大补丸（《类证治裁》卷五）[11]

【组成】　熟地黄、山药、山茱萸、茯苓、牛膝、杜仲、五味子、巴戟天、小茴香、肉苁蓉、远志、石菖蒲、枸杞子、大枣。

【用法】　为末，炼蜜为丸。

【主治】　膏粱湿热伤精，阴虚胫膝痿弱。

六、龟柏地黄汤（《重订通俗伤寒论》)[12]

【组成】　生龟板四钱，白芍药、山药、朱茯神各三钱，熟地黄（砂仁三分拌捣）五钱，黄柏（醋炒）六分，牡丹皮一钱半，山茱萸一钱，陈皮（青盐制）八分。

【用法】　水煎服。

【主治】　阴虚阳亢，虚火上炎，颧红骨蒸，梦遗滑精。

七、左归饮（《罗氏会约医镜》卷九）[13]

【组成】　熟地3钱或7~8钱，山药2钱，枸杞1钱半，甘草（炙）1钱，茯苓1钱半，枣皮1钱，麦冬1~2钱，当归2钱，白芍1钱半，丹皮1钱。

【用法】　水煎服。

【主治】　金被火刑，虚劳咳嗽。

【加减】 或加生地 1~2 钱；如五心热，加玄参 1 钱半；如肾热骨蒸，加地骨皮 1 钱半。

八、加减左归饮 （《马培之外科医案》）[14]

【组成】 熟地黄四两、龟板胶、山茱萸、鹿角胶各一钱半，茯苓、山药各二钱，菟丝子三钱。

【用法】 水煎服。

【主治】 真阴不足，不能滋养荣卫，腿腰酸痛。

第二章

古今医家的论述

清·徐大椿：肾脏虚衰，真水不足，故见虚烦虚躁血气痿弱之证。熟地补阴滋肾，萸肉秘气涩精，枸杞填精补髓，山药补脾益阴，菟丝补肾脏以强阴，龟胶强肾水以退热，牛膝引药下行兼利二便也。然甘平之剂，不得阳生之力，而真阴之枯槁者，何以遽能充足乎，故少佐鹿胶以壮肾命精血，则真阴无不沛然矣，何虚躁虚烦之足患哉，其所去所加恰当（《医略六书·杂病证治》）。

清·王旭高：左归是育阴以涵阳，不是壮水以制火；右归是扶阳以配阴，不是益火以消水，与古方知柏八味、附桂八味盖有间矣。虽壮水益火，所用相同，而缩照阴阳，尤为熨贴。改饮为丸，皆除甘草，强精益髓，并入鹿胶，补下治下，不欲留中，加味去味，取舍有法。非达道者，其孰能之。按肾有两枚，左阴右阳，故有左归、右归之名（《王旭高医书六种·医方证治汇编歌诀》）。

清·徐镛：左归宗钱仲阳六味丸，减去丹皮者，以丹皮过于动汗，阴虚必多自汗、盗汗也；减去茯苓、泽泻者，意在峻补，不宜于淡渗也。方用熟地之补肾为君；山药之补脾，山茱之补肝为臣；配以枸杞补精，川膝补血，菟丝补肾中之气，鹿胶、龟胶补督任之元。虽曰左归，其实三阴并补，水火交济之方也（《医学举要》）。

清·顾松园：此方壮水之主，以培左肾之元阴。凡精气大损，年力俱衰，真阴内乏，不能滋溉荣卫，渐至衰羸，即从纯补犹嫌不足，若加苓、泽渗利，未免减去补力，奏功为难，故群队补阴药中，更加龟、鹿二胶，取其为血气之属，补之效捷耳。景岳云：余及中年，方悟补阴之理，因推广其义而制左归丸、饮，但用六味之义，而不用六味之方，活人应手之效，不能尽述。凡五液皆主肾，故凡属阴分之药，亦无不皆能走肾，有谓必须引导者，皆属不明耳（《顾松园医镜》）。

清·何炫：此方壮水之主，以培左肾之元阴。凡精气大损，年力俱衰，真阴内乏，不能滋溉营卫，渐至衰羸，即从纯补，犹嫌不足，若加苓、泽渗利，未免减去补力，奏功为难，故群队补阴药中，更加龟鹿二胶，取其为血气之属，补之效捷耳。景岳云：余及中年，方悟补阴之理，因推展其义。而制左归大饮，但用六味之意，而不用六味之方，活人应手之效，不能尽述。（《何氏虚劳心传》）

何任：左归丸配伍从补益肝肾入手。阴中带阳，可免阴柔太过之弊。左归丸从六味地黄丸化裁而来，取六味地黄丸之地黄、山萸肉、山药的"三补"，减去茯苓、泽泻、丹皮的"三泻"。故为纯补精血之方，用于纯虚无邪者为宜。（《谈左归丸》）

《方剂学》：方中重用熟地滋肾以填真阴；枸杞益精明目；山茱萸涩精敛汗；龟、鹿二胶，为血肉有情之品，鹿胶偏于补阳，龟胶偏于滋肾，两胶合力，沟通任督二脉，益精填髓，有补阴中包涵"阳中求阴"之义。菟丝子配牛膝，强腰膝，健筋骨，山药滋益脾肾。共收滋肾填阴，育阴潜阳之效。

第三章

左归丸相关理论研究进展

第一节 张景岳补肾方的配伍特色

张景岳博学多才，学验俱丰。他在深入考究岐黄典籍的基础上，结合自己的临床实践经验，师古不泥古，勇于创新，著述颇多，是明代著名的医学家。张景岳非常重视元阴元阳在人体中的重要作用，强调诊治疾病"必当察元气为主"。在治疗上重视虚证，善用温补，且重视滋阴，在补肾方面尤具特色，创左归丸（饮）、右归丸（饮）等补肾名方。现仅就张景岳补肾方剂的配伍特色浅析如下。

1. 阴中求阳，阳中求阴

阴中求阳，阳中求阴的配伍，在景岳补肾方中表现为阴虚补阴，佐以补阳；阳虚补阳，佐以补阴。肾为水火之脏，内寄元阴元阳。张景岳认为"命门与肾本同一气"，"命门为元气之根，为水火之宅"，而阴阳互根，水火同源。"阴根于阳，阳根于阴"（《景岳全书·传忠录》）。其倡阴阳一体论，力主"阴阳者一分为二"。认为阴阳是事物的两个方面，既相互对立，又相互依存、相互滋生、相互维系。根据阴阳互根，精气相生的原理，提出"阴以阳为主，阳以阴为根"。因为阴精是生化阳气的物质基础，而阳气是化生阴精的基本动力，故"阴不可无阳，阳不可无阴"（《质疑录·论苦寒补阴之误》）。从临床上看，肾虚的病证，多为虚损劳伤之证，病程多漫长。或因阴精亏虚，无以生化阳气，以致阳气亦衰；或因阳气亏虚，无以化生阴精，以致阴精亦弱，即或阴损及阳，或阳损及阴，最终导致阴阳俱损。故肾虚之病证，常常不是单纯阴虚或阳虚，而是阴阳俱损，只不过是偏于阴虚或偏于阳虚的不同罢了。治疗时必须兼顾肾阴肾阳。其左归丸治肾水不足，真阴衰弱，方中以熟地黄、山药、山茱萸、龟板胶、枸杞子等滋补肾之阴精，佐以鹿角胶、菟丝子温阳补肾，于阳中求阴，以增生化之力。乃景岳所说的"则补阴者，当先补阳。……人徒知滋阴可以降火，而不知补阳可以生水"（《质疑录·论苦寒补阴之误》）。徐大椿在《医略六书·杂病证治》中评价此配伍时说："然甘平之剂，不得阳生之力，而真阴之枯槁者，何以速能充足乎?"右归丸治命门火衰,真阳虚弱,在附子、肉桂、鹿角胶、菟丝子、杜仲等温补肾阳之中,又用大量的熟地黄配合山药、山茱萸、枸杞子滋阴补肾,填精补髓,于阴中求阳,滋阴生气。这是对《素问·阴阳应象大论》"精化为气"的具体运用。实际上也是仿张仲景肾气丸治肾阳不足,重用滋阴,少少用温肾助阳,使阳气蒸化阴精,化生肾气的配伍方法。此二方的配伍,可谓深得阴阳互根,水火既济之妙。张景岳根据阴阳互根的理论,对补肾方剂的配伍提出了"善补阳者,必于阴中求阳,则阳得阴助而生化无穷;善补阴者,必于阳中求阴,则阴得阳升而泉源不竭"的精辟见解,以补前贤之未备,对后世补肾方剂的配伍产生了极其深远的影响。

　　2. 肾虚补肾,注重阴精

　　张景岳认为肾为真阴之脏,"五液皆归乎精,五精皆统乎肾",而"人赖以生者,惟此精气,而为虚损者,亦惟此精气"。因为阴精是人体重要的生命物质,故非常重视阴精之盛衰,无论水亏抑或火衰,都与真阴的亏损有关,即"无火无水,皆在命门,总曰阴虚之病"(《类经附翼·真阴论》)。张景岳尊《难经·十四难》"损其肾者,益其精"之旨,提出"凡欲治病者须以形体为主,欲治形者必以精血为先,此实医家之大门路也"。主张不论阴精不足还是阳气虚损,都应填补真阴,滋养阴血。故其补肾的代表方,如治真阴肾水不足之左归丸,治命门阴衰阳胜之左归饮,治元阳不足、命门火衰的右归丸,治命门阳衰阴胜之右归饮等方,均用熟地黄、山药、山茱萸、枸杞子等以滋阴养血,填精补髓。尤其是善用熟地黄,用量独重。

　　3. 主张纯补,反对攻伐

　　肾为水火之脏,内寄元阴元阳,真水真火是人身立命之根本,是十二脏之化源。张景岳认为"命门为元气之根,为水火之宅,五脏之阴非此不能滋,五脏之阳非此不能发""命门之火,谓之元阳气,命门之水,谓之元精。五液充,则形体赖而强壮;五气治,则营卫赖以和调"。肾阴、肾阳(包括肾精、肾气)充裕,是正气旺盛,生机蓬勃之根本。认为肾病的病理特点是"阳非有余,阴常不足",病则皆属于虚,或阴虚水亏,或阳衰气弱,绝非亢盛有余之证。即使是阴胜生寒之证,也"原非阴盛,以命门之火衰也"。阳胜生热之候,也"原非阳盛,以命门之水亏也"。故"凡治此者,当培其不足,不可伐其有余"。"如水亏者,阴虚也,只宜大补真阴,切不可再伐阳气;火虚者,阳虚也,只宜大补元阳,切不可再伤阴气。盖阳既不足而伐其阴,阴亦损矣;阴已不足而伐其阳,阳亦亡矣。……虚者阴阳有不足,再去所有,则两者俱败，其能生乎"。明代缪希雍也持"肾本无实不可泻"的观点（《本草经疏·续序例上·附录五脏苦欲补泻》）。清代沈金鳌则弘扬其说"肾家水不足，勿扑其火，须滋阴之源以配火；肾家火不足，勿伤其水，须益火之源以配水"（《杂病源流犀烛·脏腑门·肾·肾病源流》）。宗王冰"壮水之主，以制阳光；益火之源，以消阴翳"的基本法则。或滋阴以配阳，壮水以制火；或补阳配阴，益火以消寒，使阴平阳秘，则虚寒虚热自退。如其治阴虚而见虚火之证，主张用药甘润阴柔，纯甘壮水以制虚火。反对朱丹溪用黄柏、知母苦寒泻火以为补阴。指出"虚火者，真阴之亏也，真阴不足，又岂苦劣难堪之物，所能填补？捌沉寒之性绝无生意，非惟不能补阴，抑且善败真火，若屡用之，多令人精寒无子，且未有不暗损人寿者"（《类经附翼·真阴论》）。同时，滋补肾之阴精，也不主张淡渗利湿。其所制左归丸，实由钱氏六味地黄丸去"三泻"加味变化而成；右归丸则是肾气丸去"三泻"加味衍化而来。其认为"仲景八味丸，即益火之剂也；钱氏六味丸，即壮水之剂也。每以济人，多收奇效，诚然善矣；第真阴既虚，则不宜再泄，二方俱用茯苓、泽泻，渗利太过，即仲景《金匮》亦为利水而设，虽曰于大补之中，加此何害，然未免减去补力，而奏功为难矣"。顾松园亦极赞同其说，真阴亏损之治，"即从纯补犹嫌不足，若加苓、泽渗利，未免减去补力"（《顾松园医镜》）。此与六味地黄丸、肾气丸之"三补三泻，补中有泻，补通开合"之配伍相比，别具一格，变"平补"为"峻补"之法，为补肾法另辟之蹊径，可谓师古人法而不泥古人方也。此外，景岳制方主张功效贵乎精一。不主张消补并用，攻补同施。在《景岳全书·传忠录·论治篇》说："与其制补以消，孰若少用纯补，以渐而进之为愈也；与其制攻以补，孰若微用纯攻一而再之为愈也。……用治不精，则补不可以治虚，攻不可以去实，鲜有不误人者"。故其左归饮治命门之阴衰阳胜（即阴虚内热），方中亦未曾用苦寒泻火之药，体现了其制方功专精一的特点。

由上可见，景岳补肾方剂的配伍，不但注重阳气，而且重视阴精，主张纯补不泻，而补阳则当于阴中求阳，补阴则当于阳中求阴，独树一帜，形成了自己的风格，开创了补肾的新途径，为后世所效法[15]。

第二节　左归丸中熟地的应用特点

左归丸方中重用熟地八两为君药，以滋养填充肾之真阴。张氏的用药内容、特色主要体现了辨证用药的思想，在处方用药上也与理论相配应，他认为人参、熟地、附子、大黄乃药中"四维"，抨击了当时"履芒硝、大黄为坦途，视参、附、熟地为蛇蝎”的喜凉忌温的偏向。并尤其善用熟地，故被世人称“张熟地”。

一般认为熟地为养血药，味甘、性微温，主要用于血虚萎黄，肾阴不足、骨蒸潮热证及盗汗、遗精及消渴等证。而张氏则指出熟地性平、味甘微苦、味厚气薄。补血以熟地为主，芎、归佐之。诸经之阴血虚者，非熟地不可，故有“熟则性气禀至阴之德，气味纯静，能补五脏之真阴”之说。医家一般认为熟地性滋腻，易于助湿碍胃，故脾胃虚弱，湿阻胸闷，食少便溏者不宜应用。而张氏则认为：“阴虚而水邪泛滥者，舍熟地何以自制；阴虚而真气散失者，舍熟地何以归源；阴虚而精血俱损，脂膏浅薄者，舍熟地何以厚肠胃。”他指出生者性凉，脾阳不足者所当慎用，而熟地则不需禁忌。因此，张氏在其“新方八阵”中的188个方剂中就有51个方剂用了熟地。以“补阵”最多，全阵29方，就有21方用了熟地。其中以左归丸（饮）、右归丸（饮）、两仪膏等为代表方；“寒阵”20方，有7方用了熟地，以保阴煎、玉女煎等为代表方，可见张氏对熟地偏爱至深。

在《本草正》中记述了“地黄产于中洲沃土之郡，得土气最厚者也，其色，土黄之色也；其味，甘土之味也”。这里所指中洲乃为“四大怀药”中的“怀地黄”。说明张氏重视道地药材，故而在处方中把熟地写为“大怀熟”。对于熟地的炮制，张氏也记述了“又若制用之法，有用姜汁拌炒者，必有中寒兼呕吐者而后可；有用砂仁制者，则必有胀满不行而后可；有酒拌炒者，则必有脏络壅滞而后可。无此数者，而必欲强用制法，是不知用熟地者”。可见他是反对用姜、酒、砂仁炮制熟地的。并视为画蛇添足。认为用熟地主要是取其“静重之妙”，若用姜、酒、砂仁炮制，“反而为散动以乱其性”。

张氏要求加工熟地的生地必须是河南产的、大个的。现时市售的熟地大小不分，有的尽用小个生地加工熟地，这与“大怀熟”有很大差异。关于熟地的炮制问题，是一个比较复杂的问题。地黄始载于《神农本草经》，但未记载有炮制方法。综合古代地黄的炮制方法主要有烧、煮、炒、煅、浸、煨等。在制法中有不加辅料的，也有加辅料的。据统计加辅料炮制主要有57部文献为酒蒸，35部文献为酒浸，22部文献为酒洗，13部文献为酒炒，20部文献为姜制，15部文献为砂仁与酒合制。在制法中又有不同要求，如酒浸的时间有一宿、一昼夜、三日、半日等；蒸的次数有2次、3次、5次、7次、9次等。蒸的质量标准为中心透熟黑色。酒蒸熟地目前仍广为应用。目前除酒之外的辅料已基本不用。有人对蒸熟地加酒与不加酒的问题，进行了化学成分分析，药理作用比较及临床疗效观察，结果表明，制熟地黄时加酒与不加酒，无明显差异，建议推广应用清蒸熟地。这一研究成果证实了张氏还其本来"静重之妙"的药性。1990年版《药典》作了加酒与不加酒的2种炮制规定，加酒规定是用炖法，隔水加热，只需炖至酒吸尽，时间短。而不加酒则为蒸法，需加热蒸透至黑润，时间较长。通过以上分析，笔者认为清蒸熟地的炮制方法是可取的，但必须蒸透，不可用煮代蒸。

不过，张氏应用熟地也遭到后世一些医家的非议，归纳起来，主要是认为熟地性滋腻，易于助湿碍胃，故脾胃虚弱、气滞痰多、腹满便溏者忌用。而张氏则不顾忌这些，认为"凡诸真阴亏损者，有为发热、为头痛、为焦渴、为喉痹、为嗽痰、为喘气，或脾肾寒逆为呕吐，或虚火载血于口鼻，或水泛于皮肤，或阴虚而泄利，或阳浮而狂燥，或阴脱而仆地，阴虚而神散者，非熟地之守不足以聚之"。足见张氏用熟地没有许多禁忌。但熟地是否真有这些禁忌呢？笔者认为，任何药都具有偏性，地黄由于加工不同而有多个品种，作用也不相同。有的把干地黄的禁忌说成是熟地的不宜，甚至把鲜生地的禁忌说成是熟地的禁忌。又由于加工方法和时间要求的差异，使得熟地质量没有达到张氏所言"大怀熟"的要求。出现了书本记载熟地禁忌多，反而生地禁忌少的现象。所以，在现代的临床中，以张氏应用熟地的诸多理论为基础，结合现代中药研究成果，合理组方，可以发挥熟地在防病治病中的更大作用[16]。

第三节　左归丸的功效主治研究

左归丸从《内经》"精不足者，补之以味"而立法，方中熟地、山药、山萸肉补肝肾益阴血；龟板胶、鹿角胶为补肾要药，前者补阴，后者补阳，二药合用峻补精血，调和阴阳；再加菟丝子、枸杞子平补肝肾，川牛膝以壮腰膝。诸药合用，共收滋肾填阴，育阴潜阳之功。

左归丸主治真阴肾水不足，不能滋养营卫，渐至衰弱，或虚热往来，自汗盗汗；或神不守舍，血不归原；或虚损伤阴；或遗淋不禁；或气虚昏运；或眼花耳聋；或口燥舌干；或腰酸腿软等。凡肝肾精血虚损，精髓内亏，津液枯涸之证，均可加减用之。其配伍从补益肝肾入手。阴中带阳，阳中求阴，可免阴柔太过之弊。从方源上来说，左归丸从六味地黄丸化裁而来，取六味地黄丸之地黄、山萸肉、山药的"三补"，减去茯苓、泽泻、丹皮的"三泻"。故为纯补精血之方，用于纯虚无邪者为宜。其传统辨证要点为腰酸腿软、咽干、舌光红少苔、脉细数。现代临床主要用于肾阴虚、阴虚内热或阴阳两虚的男、女生殖系统疾病，慢性肾炎，再生障碍性贫血，功能性子宫出血，功能性闭经，不孕症，萎缩性外阴炎，慢性肾炎，慢性肝炎，神经衰弱及腰肌劳损等症。

在临床运用中，要注意其与六味地黄丸的异同点。六味地黄丸（熟地黄、山萸肉、山药、茯苓、泽泻、丹皮）谓"三补""三泻"，也是"滋阴补肾"的名方。主治肾阴不足，腰膝腿软，头晕目眩，耳鸣耳聋，盗汗，遗精，消渴，骨蒸潮热，手足心热，小便淋漓，舌齿动摇，舌干咽痛，足跟作痛及小儿囟开不合。为北宋钱乙按仲景肾气丸去桂、附而成，治小儿肾虚诸证。原书指证"肾怯失音、囟开不合、神不足、睛白、面色白"。一阳一阴，一开一阖，补泻兼施。正如费伯雄说："此方非但治肝肾不足，实三阴并治之剂。有熟地之腻补肾水，即有泽泻之宣泄肾浊以济之；有萸肉之温涩肝经，即有丹皮之清泻肝火以佐之；有山药之收脾经，即有茯苓之淡渗脾湿以和之。药止六味，而大开大合，洵补正之鹄也。"根据其特点，我们在临床上，以六味地黄丸为基本方，治疗中风后遗症，风头眩（高血压病），产后眩晕、耳鸣，腰痛（腰椎间盘病变等），筋挛拘急，夜尿多或遗尿，胃痛黑便（溃疡出血），石淋（泌尿系结石），消渴（糖尿病、尿崩症），脱发等，虽然它们之中有肝阳偏盛、血热瘀滞等不同兼证，但同时存在着肾阴不足的症状如头晕，耳鸣，腰酸，舌红绛等，只要辨证明确，加减适当，应用六味地黄丸都能取得较为满意的疗效。

而左归丸则是据"精不足者，补之以味"的原则组方，纯甘壮水，滋补的功力超过六味地黄丸。不但峻肾阴，而且有添精血、益骨髓的功效。临床应用于出现真水肾阴不足，不能滋养营卫，渐至衰弱；或虚热往来，自汗、盗汗；或神不守舍，血不归原；或虚损伤阴；或遗泄不禁，或气虚昏晕；或眼花耳聋；或腰酸腿软等症。凡精髓内亏，津液枯涸等纯肾虚证，俱宜壮水之主，以培肾之元阴，使精血自充。古人说："肾主骨，生髓"，从这个理论说，用左归丸治骨病，即现代医学的骨质疏松症、慢性骨髓炎、肋软骨炎等亦是确切有效的。现代药理研究成果表明左归丸对成骨细胞的骨形成有促进作用；可显著提高骨髓间质细胞转化肝细胞的转化率，而且能维持已转化为肝细胞的功能。

不过左归丸为纯属补肾阴的专方，故该方在运用时，只适宜于肝肾阴虚精血亏损的纯虚证，脾胃虚弱者应用时也应注意，纯用滋补类方药时易于有碍脾运，导致脾胃壅滞，非但不能达到补肾的目的，反而妨碍脾胃功能。而具有补泻兼施，滋补与泄热并进的六味地黄丸则可以标本兼治，补而不滞。临床选方运用的关键在于审辨虚损程度及脾胃运化功能，兼具症状应能切中肯綮，就取相应效果。另外，与左归饮（熟地、山药、山萸肉、枸杞子、茯苓、炙甘草）比较，左归丸更加体现景岳阴中求阳之法，并其方中龟、鹿二胶，均为血肉有情之品，故其补肾养阴效果更强[17]。

参考文献

［1］何任. 谈左归丸. 浙江中西医结合杂志，2003，13（10）：597.

［2］张景岳. 景岳全书. 北京：人民卫生出版社，1991.

［3］雷载权. 中药学. 上海：上海科学技术出版社，2000.

［4］马子密，傅延龄. 历代本草药性汇解. 北京：中国医药科技出版社，2002.

［5］哈小博，肖娴. 漫淡左归丸. 求医问药，2001，（10）：18.

［6］王晓云. 左归丸临床与实验研究进展. 云南中医中药杂志，2009，10（5）：66.

［7］镁日斯. 左归丸新用. 新中医，2003，35（10）：67.

［8］段苦寒. 中医类方辞典. 天津：天津大学出版社，1995.

［9］沈金鳌. 妇科玉尺. 北京：中医古籍出版社，1996.

［10］陈念祖. 医学从众录. 北京：中国中医药出版社，1996.

［11］林佩琴. 类证治裁. 北京：人民卫生出版社，1988.

［12］俞根初. 重订通俗伤寒论. 上海：上海科学技术出版社，1959.

［13］罗国纲. 罗氏会约医镜. 北京：人民卫生出版社，1965.

［14］马培之. 马培之外科医案. 北京：人民卫生出版社，2008.

［15］易自刚. 张景岳补肾方配伍特色浅析. 新中医，2007，39（11）：88 – 89.

［16］毕焕春，殷良才. 张景岳应用熟地的理论考评. 江西中医学院学报，2000，12（3）：145 – 146.

［17］戴小良，王行宽. 左归丸与六味地黄丸的评价. 中成药，2002，24（1）：64 – 65.

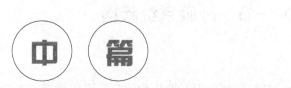

中 篇

临床应用

第一章

内 科 疾 病

第一节 呼吸系统疾病

肺结核

肺结核是一种由结核杆菌感染引起的慢性的呼吸道传染病。本病病理特点是结核结节和干酪样坏死，易形成空洞。临床上多呈慢性过程，少数可急起发病。常有低热、乏力等全身症状和咳嗽、咯血等呼吸系统表现。中医学称为"肺痨"、"痨瘵"。目前，由于发展中国家人口迅速增加及多发耐药菌株增多，使全球结核病明显回升。随着抗结核药的广泛应用，克服多重耐药菌和药物的毒副作用成为了治疗肺结核成败的关键问题。因此，从天然药物中寻找安全、有效的抗结核药物具有重要的意义。

【临床应用】

周氏[1]采取补虚为主，辅以杀虫的原则治疗肺结核 57 例，辨证为肺阴亏虚者用补肺清金汤加减，肺肾阴虚者用左归丸、琼玉膏或滋肾汤加减，木火刑金者用当归芦荟丸、清骨散、加味滋肾平肝汤加减，君火亢盛者用养阴清心汤、三才封髓丹加减，气阴两虚者用拯阳理劳汤、月华丸、益气健脾汤加减。其中阴虚肺热甚者加玄参、生地、龟板、白薇、青蒿等，虚热重者加功劳叶、百部，咳血加白及、阿胶、花蕊石、三七、仙鹤草，甚者加十灰散，胸痛加郁金、元胡，盗汗加乌梅、浮小麦、五味子，自汗者加黄芪，精血亏甚者加紫河车、龟板胶、冬虫夏草。结果痊愈 31 例，好转 19 例，无效 7 例，总有效率 88％。

第二节 循环系统疾病

冠心病心绞痛

冠心病心绞痛指因冠状动脉供血不足，心肌急剧的、暂时的缺血缺氧所引起的临床证候，主要表现为突然发作的阵发性的胸骨后和左胸前疼痛，呈压榨性或窒息性，可向左肩，左臂直至无名指与小指放射，疼痛持续1～5分钟，很少超过15分钟，休息或含用硝酸甘油可缓解，心绞痛多因劳累，饱餐，情绪激动诱发，发作时，患者面色苍白，表情焦虑，甚至可出冷汗。

冠心病心绞痛属中医"胸痹"、"心痛"范畴，多见于中老年人，病在心，与脾和肝肾三脏有关。中医认为"人年四十，阴气自半"，肾气已虚，鼓动血脉运行之力不足，机体内已有血行迟缓，聚湿生痰，瘀而不通之势，这是本病发生的前提和基础。

【临床应用】

汪氏[2]以左归丸加黄芪、红花、桃仁、地龙、檀香、瓜蒌皮等治疗冠心病心绞痛。并与速效救心丸作对照，治疗60例，分别辨证为心肾阴虚；心肾阴虚兼血瘀；气阴两虚；气阴两虚兼血瘀。结果：显效25例，改善30例，无效5例，总有效率为91.67%。

第三节　消化系统疾病

一、慢性肝炎

急性肝炎（乙型或丙型）迁延不愈，病程超过半年者，称为慢性肝炎。有的乙型肝炎起病隐袭，待临床发现疾病时已成慢性。以往根据其症状体征及肝脏的病理改变分为慢性迁延性肝炎和慢性活动性肝炎。慢性病毒性肝炎目前尚缺乏特效的治疗方法。任何药物都不曾显示其对慢性病毒性肝炎的明确而肯定的疗效，因此目前仍在进行各种试验治疗。

【临床应用】

慢性肝炎病位在肝，但根据"肝肾同源"的道理，在其病程进展中可出现肝病及肾、肝肾同病之证，一旦肾阴受伐，则肝之阴血愈亏，出现肝区疼痛绵绵不休诸症，临床可选用左归丸补肾养肝[3]。

重症肝炎属"急黄"、"瘟黄"范畴，由于本病之热邪最易耗损肝肾之阴，故病情好转，黄疸消退，湿热将尽，进入恢复期，患者常出现头晕目眩，疲乏无力，口干心烦，腰腿酸痛，夜眠不宁，舌质红、苔薄黄少津等肝肾阴虚证候，可选用左归丸等滋养肝肾[4]。

二、肝硬化

肝硬化是一种常见的由不同病因引起的慢性、进行性、弥慢性肝病。病理特点为广泛的肝细胞变性、坏死，弥慢性纤维组织增生，并有再生小结节形成，肝小叶的正常结构和血管解剖破坏，导致肝脏质地变硬而成为肝硬化。临床上早期可无症状，随着病情进展则以肝功能损害和门静脉高压为主要表现，甚至出现多种并发症。中医学认为肝硬化失代偿期属"鼓胀"、"单腹胀"等范畴，因其腹部胀大如鼓而名。以腹部胀大，皮色苍黄，甚则腹部青筋暴露，四肢不肿或微肿为特征。

【临床应用】

难治性肝硬化腹水属鼓胀病晚期，表现为大量腹水，持续 3 个月以上，治疗棘手而迁延难愈或进行性加重。久病及肾，肝肾亏损是难治性腹水的重要病机。此证与临床误治失治密切相关，如过用逐水利尿或反复大量抽取腹水均可耗伤脏腑气血津液，造成电解质紊乱，加重低蛋白血症，使有效循环血量减少，肾灌注不足。症见腹大如鼓，面呈虚脱之象，四肢消瘦，二便艰涩，舌红少苔或舌干裂少津，脉细涩。除静脉补充血浆、白蛋白等对症支持疗法外，用左归丸加减：重用熟地 120g，配以枸杞子、山萸肉、山药、鹿角胶、龟板胶、牛膝等厚味滋填，育阴化气，可酌加桂枝以化气利水。此乃景岳"下虚自实，中满自除"之义，用之临床确有效验[5]。

三、便秘

便秘是指粪便在肠道滞留过久，秘结不通，排便周期延长，或周期不长，但粪质干结，排出艰难，或粪质不硬，虽有便意，便而不畅的病证。

【病案举例】

翟某，女，23 岁，干部，未婚。诉大便干结数年，4~6 天排便 1 次，每次临厕则努挣难解，痛苦不堪。服果导类泻下药暂时缓解，停药后依然如故。素有头晕耳鸣，腰膝酸软乏力，20 岁月信始潮，量少而衍期。观其面色不华，形体瘦弱，舌暗淡苔薄少津且根部黄燥，脉细数两尺无力。脉症结合，证属先天不足，肾阴亏虚，拟用滋阴补肾，润肠通便为治。处方左归丸加味。山药、山萸肉各 15g，熟地、牛膝、鹿角霜、枸杞、菟丝子、巴戟天、肉苁蓉、火麻仁、郁李仁各 10g，日服 1 剂，二诊：服上方 4 剂后，大便正常，1 日或隔日 1 次，诸症随之好转。后取上方 5 剂制蜜丸，早晚两服，药尽而愈，随访 4 年未再复发[6]。

按：习惯性便秘原因颇多，证型复杂，亦如洁古所言："脏腑之秘，不可一概论治。有虚秘，有实秘，有风秘，有冷秘，有气秘，有热秘，有老人津液干燥，妇人分产亡血，及发汗利小便，病后血气未复，皆能作闭。不可一概用硝、黄利药，巴豆、牵牛尤在所禁。"临证施治，不外虚实两端，实证宜攻，虚证宜补。此患者年少之时，理当精气旺盛，今反瘦弱无力，头晕耳鸣诸症并见，乃肾阴亏虚，无水行舟，肾气不足无力排便也。故以左归丸加通便之肉苁蓉、火麻仁、郁李仁等，标本兼治，故有良效。

第四节　泌尿系统疾病

一、慢性肾小球肾炎

慢性肾小球肾炎简称慢性肾炎，是由多种原因、多种病理类型组成的原发于肾小球的一组免疫性疾病，临床特点有不同程度的蛋白尿、血尿、水肿、高血压及肾功能损害。本病起病隐匿，病程冗长，常呈缓慢进展性，到晚期由于肾单位不断的毁损，最终导致肾功能衰竭。本病属中医学"水肿"、"眩晕"、"血尿"、"肾劳"、"腰痛"、"虚损"等范畴。外邪侵袭是其主要诱因，脏腑虚损是其病理基础。病机错综复杂，每呈本虚标实，寒热错杂之证，在疾病演变过程中可出现癃闭、关格等危候。

【临床应用】

王氏[7]等运用左归丸加味治疗慢性肾病蛋白尿68例，基础方为左归丸加金樱子、覆盆子、桑螵蛸。尿检有隐血者加仙鹤草、白茅根，伴白细胞者加石韦、鱼腥草，有管型尿者加丹参，气虚加黄芪，阳虚加仙茅、仙灵脾，食欲不振加陈皮、焦山楂，高血压加杜仲、夏枯草，水肿甚加茯苓、泽泻、车前子。每日1剂，水煎分服，7天为1疗程。经1~3个疗程治疗，45例明显好转，23例缓解。赖氏等[8]用中西医结合治疗慢性肾炎118例，认为在其病程进展中可出现肝肾阴虚之证，临床可选左归丸加减[9]治疗有效。

【病案举例】

赵某某，男，46岁。2004年9月6日初诊。患慢性肾小球肾炎6年，近十日又出现腰酸乏力、脸面浮肿。体检：血压升高，尿隐血（＋＋＋），尿蛋白（＋＋＋），白细胞（－）。曾西药治疗症状未见好转，尿检蛋白仍为（＋＋＋），隐血（＋＋＋）。舌红、苔白、脉二尺虚弱。予左归丸加味。处方：熟地、炙龟板（先煎）、桑螵蛸、白茅根、车前子（包煎）各20g，怀山药12g，山茱萸10g，枸杞子、鹿角片（先煎）各15g，金樱子、覆盆子各30g，炙甘草6g。7剂。药后复诊，患者精神好转，腰痛消失，浮肿消退。查尿常规：尿蛋白（＋）、隐血

（+），原方续服7剂。再次复诊时患者已无腰膝酸软疼痛，无脸面浮肿，血压正常，予原方减车前子、白茅根再服7剂，嘱药后转中成药左归丸以固肾益精，随访6个月，病情无反复[7]。

按： 笔者认为尿蛋白相当于中医学中的"精"或"精微物质"，来源于先天，由后天之脾胃水谷精微化生补充，是维持人体生命活动的物质基础，其盛者贮存于肾，赖肾的封藏而固密于内。蛋白尿的出现，意味着精微物质即肾精的漏泄。长期蛋白尿必致全身虚衰，人体免疫力下降致原发病迁延难愈，加剧恶化。其主要病位在肾，肾虚失摄是其主要的病因病机，补肾固摄是其最根本之治法。故用左归丸加味，收获良效。

二、慢性肾功能衰竭

慢性肾功能衰竭简称慢性肾衰，是由于各种原因引起肾脏损害和进行性恶化的结果，肾脏排泄调节功能和内分泌代谢功能严重受损，临床常见倦怠、恶心、呕吐、贫血、少尿、水肿等症状及肾功能受损、水电解质紊乱等。本病属于中医学"癃闭"、"关格"、"水肿"、"虚劳"等范畴。本病多因感受外邪、饮食不节、过劳伤气或先天不足等引起。病机往往表现为寒热错杂，脾、肾、心、肝同病，由于标实与本虚之间可以互相影响，是病情不断恶化，最终正不胜邪，发生内闭外脱，阴竭阳亡。

【临床应用】

王氏[10]等用中西医结合疗法治疗慢性肾功能衰竭患者30例，辨证属脾肾虚衰者用黄芪汤加减，脾胃升降失常者用四君子汤加味，阴虚阳亢者以六味地黄丸加味，气阴两虚者用左归丸或十全大补汤加减。3个月为1疗程，一般治疗2~3个疗程。其中，服药呕吐或药后效果不佳者配以生军、煅牡蛎、黄连保留灌肠，待症状改善后停用，西药常规对症治疗；多尿及尿素氮持续升高者选用肾必需氨基酸，每日1次静滴，14日为1疗程，休息10天后，必要时再进行下一疗程。结果显效5例，有效15例，无效5例。疗程最短48天，最长296天，平均132天。

【病案举例】

刘某，男，40岁。患慢性肾功能衰竭已2年。诊见面色晦暗，神倦懒言，畏寒肢冷，身体浮肿，纳呆食少，食后常恶心呕吐，尿少，腹胀便溏，舌淡苔白腻，脉沉细无力，入院时血尿素氮2mg/dl，血肌酐12mg/dl。此为脾肾虚衰，治当益气温阳，健脾泻浊，经用黄芪汤合实脾饮治疗病情明显好转，但面色仍黯淡无华，自觉时有头晕耳鸣，心烦自汗，气短乏力，腰膝酸软，恶心呕吐，舌淡苔薄白，改以滋阴益肾，气血双补，方选左归丸加减：鹿茸、红参、熟地、杜仲、山茱萸、菟丝子、鹿角胶、龟板胶、茯苓、丹皮、牛膝、紫河车共碾为细末，和蜜丸，每丸2钱重，早晚各服1丸。调治3月后病情稳定出院，随访18年，疗效稳定，可坚持正常工作。复查：血尿素氮31mg/dl，血肌酐2.4mg/dl。

按：慢性肾衰证属本虚标实，虚实错杂。本虚包括气血阴阳的虚损，本患者为脾肾阴阳两虚，邪实有水气、湿浊、浊毒、血瘀等，以水湿内停为主，脾肾功能失常，故症见面色晦暗，神倦懒言，畏寒肢冷，身体浮肿，纳呆食少，食后常恶心呕吐，尿少，腹胀便溏等。先予黄芪汤合实脾饮益气温阳，健脾泄浊，意在先补无形之气，再以左归丸缓图，滋阴益肾，气血双补，调治3月余告愈。

第五节　血液系统疾病

一、白细胞减少症

白细胞减少症为常见血液病。凡外周血液中白细胞数持续低于4×10^9/L时，统称白细胞减少症，若白细胞总数明显减少，低于2×10^9/L，中性粒细胞绝对值低于0.5×10^9/L，甚至消失者，称为粒细胞缺乏症。前者临床主要表现以乏力、头晕为主，常伴有食欲减退、四肢酸软、失眠多梦、低热心悸，畏寒腰酸等症状；后者多以突然发病，畏寒高热，咽痛为主。本病任何年龄均可罹患。粒细胞缺乏症为白细胞减少症发展至严重阶段的表现，两者病因和发病机理基本相同，故一并论述。

白细胞减少临床分为原因不明性和继发性两种，后者多为化学因素、物理因素、药物及某些疾病，或可见于各种实体肿瘤化疗后、多种血液病、严重感染及原因不明者等。白细胞减少症在中医学无此病名，据其主症主要有乏力、头晕、心悸、易外感发热等，归属于中医学"血劳"、"虚劳"、"诸虚不足"等范畴。病机涉及心肝脾肾，但主要在脾肾两脏，肾虚则髓不得满，温运无力，从而发展为此证。

【临床应用】

周氏等[11]以左归丸为基本方酌加补骨脂、女贞子、当归、鸡血藤等治疗白细胞减少症44例，其中有12例近期治愈，23例显效，9例有效，没有无效病例。

【病案举例】

黄某，女，48岁，1988年5月20日初诊。患者于1987年2月因胃淋巴肉瘤行胃大部切除术，术后化疗，身体虚弱，经常头晕，疲倦无力，纳差，食之无味，偶有恶心，胃脘不适，腰膝酸软，夜眠多梦，时有盗汗，大便干结。诊见：面色苍白无华，舌淡苔薄白，脉沉细。血液化验检查：白细胞 $2.8 \times 10^9/L$，红细胞 $4.0 \times 10^{12}/L$，血红蛋白 $100g/L$。证为正气损伤，精血亏虚，治以补肾益血，填精益髓，兼补脾益气，方用左归丸加减：熟地黄、山茱萸、枸杞子、山药、女贞子、当归、菟丝子、肉苁蓉、阿胶（烊化）各 $15g$，黄芪、白花蛇舌草各 $30g$，红参（另炖）$20g$。水煎服，日 1 剂。服药 2 周后，症状明显好转，胃纳增加，恶心消失，夜寐正常。药已对证，继服上方加黄精、何首乌 30 余剂，症状消失，白细胞上升至正常[11]。

按：本例术后化疗，致脾气虚弱，精血虚损，造血功能和免疫功能均受到影响，用左归丸加参、芪、归以补气益血，肉苁蓉、女贞子、黄精以填精益肾、髓海充盛，则促进白细胞增生，使虚劳之证逐渐得到恢复。

二、慢性再生障碍性贫血

慢性再生障碍性贫血是一组由多种病因引起的骨髓造血功能衰竭，以造血干细胞损伤、外周血全血细胞减少为特征的难治性血液病，临床上常表现为贫血、出血和感染；本病病理生理机制十分复杂，治疗难度大，疗效低。西医无特效疗法。此病属中医"虚劳"、"髓劳"、"血枯"和"血证"等范畴。治疗上宜补肾为本，兼益气活血，常用中药为鹿角胶，仙茅，仙灵脾，黄芪，生熟地，首乌，当归，肉苁蓉，巴戟天，补骨脂，菟丝子，枸杞子，阿胶等。国内治疗慢性再障常用雄激素合并中医补肾法治疗。

【临床应用】

彭氏[12]等以左归丸与右归丸合方化裁，自组"二归补肾方"（补骨脂 $15g$、熟附片 $7.5g$、熟地 $15g$、山药 $10g$、山萸肉 $10g$、菟丝子 $10g$、枸杞子 $10g$、鸡血藤 $15g$、杜仲 $10g$、黄芪 $15g$、红参 $5g$、丹参 $10g$、鹿角胶 $15g$、龟板胶 $15g$、肉苁蓉 $10g$ 等），治疗慢性再生障碍性贫血 15 例，并设对照组 15 例，予以康力龙片 $2 \sim 4mg/$次，每日 3 次。疗程均为 6 个月。并对两组病人治疗前后外周血象、骨髓象及临床有效率进行比较。结果：治疗组和对照组总有效率分别为 86.7%、53.3%，两组比较，$P < 0.05$，两组治疗后血红蛋白、白细胞、中性粒细胞、网织红细胞、血小板均有明显上升，而淋巴细胞明显下降，与本组治疗前相比有显著性差异（$P < 0.05$）。治疗组治疗后除血小板与对照组相比无显

著性差异（$P > 0.05$）外，血红蛋白、白细胞、中性粒细胞、网织红细胞、淋巴细胞及骨髓象与对照组比较有显著性差异（$P < 0.05$）。

王镜[13]等以中药为主治疗再生障碍性贫血78例，分为肾阳虚型41例和肾阴虚型37例，发现肾阳虚型患者的骨髓增生度较肾阴虚型活跃。肾阴虚型以左归丸为基本方，重加丹参50g；肾阳虚型以右归丸为基本方，重加丹参50g。治疗3个月。结果肾阳虚型患者总有效率为75.4%，显著高于肾阴虚型患者54.1%。

三、慢性原发性血小板减少性紫癜

原发性血小板减少性紫癜（Idiopathic thrombocytopenic purpura, ITP）是一种免疫性综合病征，是常见的出血性疾病。特点是血循环中存在抗血小板抗体，使血小板破坏过多，引起紫癜；而骨髓中巨核细胞正常或增多，幼稚化。临床上可分为急性及慢性两种，二者发病机理及表现有显著不同。其中，慢性型占ITP的80%，多为20～50岁，女性为男性的3～4倍。起病隐袭。患者可有持续性出血或反复发作，有的表现为局部的出血倾向，如反复鼻衄或月经过多。瘀点及瘀斑可发生在任何部位的皮肤与黏膜，但以四肢远端较多。可有消化道及泌尿道出血。外伤后也可出现深部血肿。颅内出血较少见，但在急性发作时仍可发生。脾脏在深吸气时偶可触及。本病属于中医"发斑"、"血证"范畴，病因：由于热毒炽盛，气不摄血，致使血液妄行；或可能为肝实脾虚，肝木凌土，脾不统血而引发该病。病情长久不愈会导致脾肾阳虚或肝肾阴虚。中医治疗因其证型不同大致分为：清肝扶脾，滋阴降火，益气养血等。

【临床应用】

秦氏[14]等以左归丸加味治疗慢性原发性血小板减少性紫癜属阴虚火旺型者46例，熟地黄30g，山茱萸、枸杞子、山药、花蕊石、仙鹤草各15g，菟丝子、川牛膝各10g，鹿角胶（烊）、龟板胶（烊）、紫草各9g。4周为1疗程，连续治疗2疗程。对照组30例口服强的松片，1mg/（kg·d），疗程4周，逐步减量连续观察2疗程。结果总有效率治疗组为91.3%，对照组为83.3%，差异有显著性意义（$P < 0.05$）。

第六节　内分泌系统疾病

一、糖尿病

糖尿病是有多种病因引起以慢性高血糖为特征的代谢紊乱性疾病，

其病因尚未完全明了，目前公认糖尿病不是唯一因素所致的单一疾病，而是复合病因的综合征，与遗传、自身免疫及环境因素有关。本病属于中医"消渴""脾瘅"范畴。以饮食增多，多尿，形体逐渐消瘦，尿浊，尿有甜味为主要表现。病机主要是阴津亏损，燥热偏胜，而以阴虚为本，迁延日久，阴损及阳，可见气阴两伤，或阴阳两虚。

【临床应用】

陈氏[15]将70例2型糖尿病患者随机分为治疗组和对照组各35例，主要观察两组治疗前后血糖、糖化血红蛋白、证候积分的变化情况。对照组首选双胍类和（或）磺脲类降糖药。双胍类用二甲双胍，每天500～1500mg，分2～3次内服。磺脲类用达美康缓释片，每天30～90mg，早餐时顿服。治疗组在对照组治疗的基础上加服左归丸加减方。处方：熟地30g、山药（炒）15g、枸杞15g、山茱萸15g、川牛膝12g、鹿角胶15g、龟板胶15g、麦门冬15g、人参10g。每日1剂，水煎，分早、中、晚3次内服。4周为1个疗程，连续观察3个疗程。结果：两组空腹血糖、餐后2小时血糖和糖化血红蛋白均较治疗前下降（$P < 0.05$）；且治疗组证候积分明显下降（$P < 0.05$）；对照组治疗前后证候积分比较则无明显变化（$P > 0.05$）；但两组治疗后空腹血糖、餐后2小时血糖、糖化血红蛋白、证候积分比较有显著性差异（$P < 0.05$）；两组疾病疗效比较也有显著性差异（$P < 0.05$）。结论：中西医结合治疗2型糖尿病疗效肯定。另外，刘氏[16]等用左归丸去鹿角胶加紫河车为基础方治疗糖尿病黎明现象30例，服药30天后观察，显效15例，有效12例，无效3例，有效率90%。

二、葡萄糖调节受损

葡萄糖调节受损（IGR）包括空腹血糖调节受损（IFG）和（或）糖耐量减低（IGT）。空腹血糖调节受损是指空腹静脉血浆血糖在6.1mmol/L至6.9mmol/L之间，口服葡萄糖2小时后静脉血浆血糖 < 7.8mmol/L。糖耐量减低是指空腹静脉血浆血糖 < 7.0mmol/L，口服葡萄糖2小时后静脉血浆血糖在7.8mmol/L至11.1mmol/L之间。

【病案举例】

（1）沈某，女，73岁，近期发现口干，轻微乏力，化验空腹血糖（FPG）5.0mmol/L，糖耐量试验（OGTT）中2小时血糖值（2hPG）10.0mmol/L，舌红少津，脉细数。余无不适，追问其有腰膝酸软、时有眩晕、耳鸣健忘、怕冷、夜尿多、小便频数。诊为肾虚消渴证，拟平补肾阴肾阳，以左归丸加减治疗。熟地15g，山茱萸12g，山药12g，枸杞 12g，菟丝子 8g，鹿胶（烊化）3g，龟胶（烊化）3g，川牛膝 9g，旱莲草 10g，女贞子 10g，沙参 10g，五味子 10g。每日 1 剂水煎服，嘱其坚持服 3 个月，并进行饮食控制。其后做糖耐量试验，2 小时血糖 7.6mmol/L，诸症消失，效果良好，嘱其继续饮食控制[17]。

按：消渴之证，病因有禀赋不足，饮食失节，情志失调，劳欲过度等，但先天禀赋不足是引起消渴的重要因素。年龄大者从生理上逐渐衰退，加之禀赋不足易导致血糖升高。肾藏精，精气的生理效应，除了促进机体的生长发育和生殖，另一个重要作用是调节机体代谢和生理功能，肾的这一功能通过肾阴和肾阳来实现的，肾阳促进全身之阳，肾阴加强全身之阴，肾阴肾阳的平衡协调，对调节人体阴阳平衡起着非常重要的作用，是脏腑阴阳的根本。阴虚可累及阳，阳虚可累及阴，从而出现阴阳两虚病证，临床上肾阴常易亏损，但肾阳虚，在老年患者表现较为明显。治疗上阴虚者补阴，阳虚者补阳，调补阴阳，使之恢复相对的平衡状态，达到"阴平阳秘，精神乃治"，疾病消除。方中山茱萸、菟丝子，补肾阳兼补肾阴，平补肾阴肾阳；熟地滋肾以填真阴；枸杞子养阴益精明目；鹿胶偏于补阳；龟胶偏于补阴；菟丝子配牛膝，强腰膝健筋骨；加用女贞子、旱莲草补益肝肾之阴，增强益肾养肝作用；五味子补肾益气生津；沙参益胃生津；山药滋肾健脾；茯苓健脾和中，强化后天之本。全方共奏补阳不伤阴，补阴不腻脾，达到阴阳双补，脾气健运，使阳得阴助而生化无穷，阴得阳生而泉源不竭。

（2）李某，女，68 岁，干部，化验空腹血糖 6.8mmol/L，做糖耐量试验，2 小时血糖 9.0mmol/L，平素体健，无任何症状，形体稍偏胖，苔白微厚，脉沉滑，嘱其饮食控制，餐后运动，配合中药治疗，平补肾阴肾阳兼健脾化痰，以左归丸兼二陈汤加减治疗，熟地 8g，山茱萸 10g，山药 12g，枸杞 10g，菟丝子 8g，鹿胶（烊化）3g，龟胶（烊化）3g，川牛膝 9g，女贞子 10g，旱莲草 10g，茯苓 10g，陈皮 10g，半夏 8g，甘草 6g。每日 1 剂水煎服，鼓励坚持服药 2 个月，化验空腹血糖 6.0mmol/L，做糖耐量试验，2 小时血糖 8.0mmol/L，嘱其再连续巩固，坚持服药 1 个月，并注意减肥，餐后运动，饮食控制。其后多次查空腹血糖和餐后 2 小时基本正常。

按：此亦为肾之阴阳不足也，但虑患者形体偏胖，胖人多痰湿，所以在左归丸基础上，加用健脾化痰的二陈汤，且熟地用量减少。使其平补肾阴，并能利湿。须知此证中药治疗时间长，嘱患者切记坚持服药，原则守方不变，同时嘱患者控制饮食，餐后运动，使 IGR 患者及时得到控制，以免发展为糖尿病。

三、糖尿病肾病

糖尿病肾病（DN）是糖尿病最严重的并发症之一，又是终末期肾病主要原因。糖尿病肾病为糖尿病主要的微血管并发症，主要指糖尿病性肾小球硬化症，一种以血管损害为主的肾小球病变。早期多无症状，血压可正常或偏高。其发生率随着糖尿病的病程延长而增高。糖尿病早期肾体积增大，肾小球滤过率增加，呈高滤过状态，以后逐渐出现间隙蛋白尿或微量白蛋白尿，随着病程的延长出现持续蛋白尿、水肿、高血压、肾小球滤过率降低，进而肾功能不全、尿毒症，是糖尿病主要的死亡原因之一。1 型（IDDM）糖尿病发生糖尿病肾病比例较高，约为 35%～50%，2 型（NIDDM）发生率约 20% 左右。但由于糖尿病患者中，2 型病人发病率远超过 1 型，故在糖尿病肾衰透析患者中 2 型病人占 70%～80%。糖尿病肾病在中医学文献中，既属"消渴"，又归属于肾病范畴内的"水肿"、"尿浊"、"胀满"、"关格"等疾病中，病机则以肾虚为主，初期精微外泄，久则气化不利，水湿内停，甚则浊毒内蕴，脏气虚衰，易生变证，总属本虚标实之病。

【临床应用】

高氏[18]治疗肾阴虚 2 型糖尿病肾病 51 例，常规服用降血糖药，血压高的病人常规服用降血压药，同时服用左归丸 6g，每日 2 次。1 个月为 1 个疗程，2 个疗程观察血糖、尿蛋白变化。结果：显效 14 例（27.5%），有效 26 例（51.0%），无效 11 例（21.5%），总有效率为 78.5%。冷氏用左归丸配合西药治疗糖尿病肾病 50 例，每次 6g，每日 2 次，1 个月为一疗程，连服 2 个月，症状改善或消失，肾功能好转，空腹血糖降至 7.0mmol/L 以下或治疗后空腹血糖较前下降≥35%，有效率达 80%，与单用西药治疗有显著差异。

【病案举例】

李某，女，67 岁，退休职工，有糖尿病病史 11 年。症见形体消瘦，面色晦暗，头昏眼花，神疲乏力，夜尿频数，口干舌燥，饮不解渴，肢体发凉、麻木，腰酸困痛，大便干结，舌苔薄白，舌体胖大，舌质淡暗，脉细涩。实验室检查：空腹血糖 8.9mmol/L，餐后 2 小时血糖 12.7mmol/L，血肌酐 143umol/L，血尿素氮 9.8mmol/L，血尿酸 570umol/L；尿常规：尿蛋白（＋＋），尿糖（＋＋）：血压 150/95mmHg，常规服用二甲双胍片 250mg，每次 2 片，每日 3 次；依那普利片 5mg，每日 2 次。中医辨证为肾气不足，肾阴亏虚，服左归丸 2 个疗程后，症状基本消失，空腹血糖降至 6.1mmol/L，餐后 2 小时血糖

7.9mmol/L，血肌酐 100umol/L，血尿素氮 6.5mmol/L，血尿酸 324umol/L；尿常规：尿蛋白（－），尿糖（－）。嘱其继续门诊观察治疗，至今已 2 年，病情无反复[19]。

按：此患者年老久病，形体消瘦，口渴喜饮，夜尿频数，腰酸腰痛，头昏眼花，神疲乏力，大便干结，乃消渴之下消证日久，伤津耗气，损及下焦，阴损及阳，阴阳俱虚，脉络瘀阻不畅也。肾阴不足，不能滋养营卫，渐至衰落，临床多见虚热，自汗，盗汗，或神不守舍，血不归源，或损伤阴津，或遗淋不禁，或气虚昏晕，或眼花耳聋，或口燥舌干，或大便干结，或腰酸腿软。用左归丸加减治疗。方中重用熟地黄滋肾以填真阴；枸杞子益精明目；山茱萸涩精敛汗。龟鹿二胶，为血肉有情之品，鹿角胶偏于补阳，龟板胶偏于滋阴，两胶合力，沟通任督二脉，益精填髓，有补阴中包涵"阳中求阴"之义。菟丝子配川牛膝，强腰膝，健筋骨。淮山药滋益脾肾。诸药合用，标本兼顾，共收滋肾填阴，育阴潜阳之效。本方疗效确切，服用方便，至今未发现有副作用。现代中医药理研究成果认识到，中药复方治疗早期糖尿病肾病与黄酮类化合物可抑制醛糖还原酶活性、并可清除超氧离子自由基有关。中药所含黄酮类化合物可对脂质过氧化酶（LPO）及糖化、氧化荧光产物有明显抑制，且其作用不依赖于血糖、果糖胺的下降，并可明显减少糖尿病大鼠的尿白蛋白排泄率；另中药复方能不同程度的改善糖尿病肾病糖代谢，改善血液流变学指标，改善微循环。2 型糖尿病肾病，以肾阴不足为主皆可以考虑用左归丸加减治疗。

第七节　内科疑难杂病

一、考试综合征

考试综合征是指一些人在考试期间或其他应激状态时所出现的失眠、多梦、头晕、头痛、恶心、纳差，甚至胸闷、气急等自主神经功能失调的症状。西医常规用苯二氮䓬类药物治疗，疗效并不令人满意，其依赖性及造成患者嗜睡等副作用使病人难以接受。此病归属中医郁证范畴。患者心情抑郁，肝失条达，脾失健运而出现头晕、纳差、失眠、多梦。若耗伤心气、心失所养则出现胸闷、心悸等症状，日久则出现心脾两虚证。正如《景岳全书·虚损》指出："劳倦不顾者多成劳损。"故治疗应以补益为基本原则。

【临床运用】

缪氏[20]用左归丸治疗考试综合征83例。治疗组57例，中医辨证为郁症，心脾两虚型，口服左归丸，每次9g，每日2次，15天为1个疗程，治疗3个疗程，治疗组治愈28例，好转26例，未愈3例，总有效率为94.7%。

二、脑鸣

脑鸣之病名见于《医学纲目·肝胆部》，是指多因脑髓空虚，或因火郁，痰湿阻滞所致，以自觉脑内如虫蛀鸣响为主要表现的脑病。多发于中、老年。女性多于男性。自觉脑内如虫蛀、鸣响，常伴耳鸣、腰膝酸软、目眩等症状。检查时多无特殊发现。可能与紧张、焦虑有关，这些病人由于长期紧张、焦虑、工作压力大，除脑鸣外，还可能出现睡眠不好、情绪不稳定、注意力不集中、乏力、心慌、气短、头晕、头痛等症状，但客观检查常常没有发现器质性病变。过去诊断为"神经官能症"、"神经衰弱"、"植物神经功能失调"等，现在经临床心理评测，多数病人属焦虑症、抑郁症或强迫症等；其他原因如某些药物的使用亦可引起脑鸣。另外注意有些器质性病变如脑部组织病变、耳部疾病、高血压、肾病、白血病、甲亢、糖尿病、高血脂等也可能出现脑鸣之证。

【病案举例】

赵某，女，56岁，机关干部。2003年6月8日初诊。有糖尿病史。脑鸣如蝉昼夜不停6个月，夜晚尤甚，伴头晕目眩，腰酸胫软，自汗盗汗，口燥咽干。刻诊：形体消瘦，心烦不安，曾做颅脑CT检查未见异常，用脑复康、脉通等药无效。证属肾阴不足，治宜滋阴补肾。予左归丸改用汤剂加减，药用：熟地黄24g，山药12g，枸杞子10g，炙甘草6g，茯苓10g，山茱萸12g，知母10g，龟板胶（烊冲）10g，鹿角胶（烊冲）8g。每日1剂，水煎，分2次服。10剂后脑鸣及伴随症状均有减轻，守方继服10剂后症大减。后继用左归丸月余痊愈[21]。

按：脑为精明之府，髓之海也。年老久病，脑髓消减，髓海空虚，则生种种虚证。此患者形体消瘦，素有糖尿病。脑鸣如蝉昼夜不停6个月，乃肾阴不足，髓海空虚之证也。因其阴虚，故夜晚尤甚，且伴有头晕目眩，腰酸胫软，自汗盗汗，口燥咽干，心烦不安等肾阴虚损之证。故用左归丸加减。方中重用熟地黄滋肾以填真阴，枸杞子益精明目，山茱萸涩精敛汗，龟、鹿两胶益精填髓，滋肾填阴，育阴潜阳，熄风益智宣窍，去下行之牛膝，易以茯苓安神定志，知母清除虚热。邪正兼顾，故获良效。

三、心脏神经症

心脏神经症，是以心血管疾病的有关症状为主要表现的临床综合征，是神经症的一种类型，是由神经功能失调而引起的心血管系统功能紊乱的一组精神神经症状。这种病人多伴有身体其他部位神经症的症状群。大多发生在青年和壮年，以 20 ~ 40 岁者多见，尤其是更年期妇女更多见，病理上无器质性心脏病证据，心脏神经症的原因，往往与不良的环境和躯体因素有关。由于内外因素的影响，使调节、支配心血管系统的植物神经的正常活动受到了干扰，心脏也就出现了一时性的功能紊乱。疑病心理也是发生心脏神经症的原因，病人常常对一时性的心前区不适感疑虑重重，并对此长期放心不下，担心患了某种"心脏病"。在这种情况下，如果加上旁人——尤其医务人员的不恰当的解释，更会促使病人产生焦虑、紧张的心情，从而增加了病人的心理负担，对心脏的关心更为强烈。心脏神经症是全身神经症的一部分，因此其临床特征和其他神经症的临床特征大同小异，即病人具有神经系统和其他系统的一些症状，如失眠、多梦、头痛头晕、易激动、全身乏力、注意力涣散、记忆力下降，求治心切等。不同的是，心脏神经症病人的神经精神症状，多表现为心血管系统方面。病人常感到心跳厉害、胸闷气急、心前区不适及疼痛，多在劳累或兴奋之后发生，这是心脏神经症很具有特征性的表现。心脏神经症病人的心脏本身则无器质性的病变。在临床上，有心血管系统症状的病人中，大约有 1/10 是心脏神经症病人，故需引起注意。

【临床运用】

陈氏[22]运用左归丸治疗心脏神经症 30 例，西药对照组 29 例。治疗组以中药左归丸为基本方：熟地黄 20g，山药 15g，山茱萸 10g，枸杞子 12g，菟丝子 10g，龟板 15g，鹿角胶 12g，茯苓 20g，牛膝 12g。每日 1 剂，水煎，分早晚服，10 天为 1 个疗程。病重体虚者可加用能量合剂静滴，好转即停用。随症加减：以失眠为主者加酸枣仁、龙牡；以胸闷为主者加枳壳、瓜蒌；以神疲乏力、气短为主者加用太子参、五味子。对照组口服心得安 10mg，1 日 3 次；谷维素 30mg，1 日 3 次；安定 2.5mg，1 日 3 次，配合能量合剂静滴，10 日为 1 个疗程。结果治疗组显效 13 例，有效 16 例，无效 1 例，总有效率91.0%，对照组显效 7 例，有效 14 例，无效 8 例，有效率72.41%。治疗组优于对照组（$P < 0.05$）。

【病案举例】

何某，女性，37 岁，教师。于 1999 年 1 月 27 日初诊。2 年前受惊后致胸闷、心悸、头晕、耳鸣、寐差，曾就诊福州某医院，诊断"心脏神经症"，予西药治疗，症状反复。10天前再发，症见：心悸，胸闷胀，气短，常于傍晚5~6时发作，面部潮红，五心烦热，腰背、肢端厥冷，伴寐差，多梦，头晕，耳鸣，时有腰酸膝软，舌淡红，苔白微厚，脉细数。近几年来人流6次。证系人流过多，耗伤肾阴，心肾不交。治宜补肾虚，安心神，方选左归丸化裁：熟地黄20g，山茱萸10g，枸杞子10g，山药15g，龟板15g，鹿角胶9g，炙甘草5g，附子（先煎）6g，夜交藤30g，酸枣仁10g，百合12g，茯苓20g。上方加减服用7剂，诸症悉除，随访1年未发。

按：心脏神经症多以心悸、心烦、失眠为主要临床表现，与中医"心肾不交证"相符。治疗上遵张景岳的"善补阴者，必于阳中求阴，则阴得阳升而源泉不竭"之古训，方选左归丸化裁，方中熟地黄、山茱萸、龟板、山药、百合大补肾阴以纳心阳；鹿角胶、附子温肾阳以升肾阴；酸枣仁、夜交藤、茯苓养心安神；牛膝入肾补肾。诸药合用，正切中病机而显效。

参考文献

[1] 周世荣. 中药治疗肺痨57例临床观察. 陕西中医函授，1988，（1）：14 – 15.

[2] 汪建国. 加味左归丸治疗冠心病心绞痛60例疗效观察. 中成药，2006，28（7）：1087 – 1089.

[3] 林梅素. 慢性肝病肝区疼痛的证治. 浙江中医学院学报，1992，16（1）：20 – 2.

[4] 谌宁生. 中西医结合治疗重症肝炎33例临床小结. 江苏中医，1990（5）：197 – 198.

[5] 孟保. 难治性肝硬化腹水的中医辨治. 四川中医，2002，20（10）：9 – 10.

[6] 陈明开. 妇人便秘从肾论治验案二则. 湖北中医杂志，1987，（2）：38 – 39.

[7] 王伯成，郭胜. 左归丸加味治疗慢性肾病蛋白尿68例. 浙江中医杂志2008，43（12）：700.

[8] 赖祥林，梁一新. 中西医结合治疗慢性肾炎118例临床观察. 浙江中医杂志，1992（10）：460 – 462.

[9] 黄时浩. 左归丸治验3则. 新中医，2004，36（3）：64.

[10] 王旷观，李文浦，马丽佳，等. 中西医结合治疗慢性肾功能衰竭30例. 辽宁中医杂志，1988，（4）：27.

[11] 周灿，陈纯. 左归丸为主治疗白细胞减少症44例临床观察. 湖南中医杂志，1998，14（2）：9 – 12.

[12] 彭有祥，李建平，戈承民等. 二归补肾方治疗慢性再生障碍性贫血15例总结. 湖南中医杂志，2005，21（2）：32 – 36.

［13］王镜，陈萱萱，陈龙．中药为主治疗再生障碍性贫血 78 例．中西医结合杂志，1990，10（1）：44 - 45．

［14］秦兰，马西虎，李巍．左归丸加味治疗慢性原发性血小板减少性紫癜 46 例临床观察．新中医，2009，41（9）：61 - 62．

［15］陈胜．中西医结合治疗 2 型糖尿病 35 例临床观察．湖南中医杂志，2008，24（4）：26 - 27．

［16］刘瑞霞，吴红，徐东娟，崔德芝．左归丸化裁治疗糖尿病黎明现象 30 例．中国中医药信息杂志，2005，12（8）：71 - 72．

［17］解淑芳．平补肾阴肾阳治疗葡萄糖调节受损．光明中医，2009，24（9）：1772．

［18］高书荣．左归丸治疗 2 型糖尿病肾病临床观察．中成药，2004，26（1）：10．

［19］冷贵兰．左归丸临床应用体会．实用中医药杂志，2005，21（3）：174．

［20］缪锋．左归丸治疗考试综合征 83 例．浙江中西医结合杂志，2004，14（2）：90．

［21］杨士珍，贾世复．左归丸临床应用举隅．河北中医，2006，28（3）：202．

［22］陈维卓．左归丸治疗心脏神经症 30 例．福建中医药，2003，34（6）：43．

第二章

神经科疾病

第一节 格林-巴利综合征

本病又称为急性感染性多发性神经炎或急性感染性多发性神经根神经炎，是指一种急性起病，以神经根、外周神经损害为主，伴有脑脊液中蛋白-细胞分离为特征的综合征。临床特点为急性或亚急性、对称性、弛缓性肢体瘫痪，腱反射消失，面瘫及周围性感觉障碍。该病任何年龄均可得病，但以男性青壮年为多见。

本病属中医"痿证"范畴，临床以四肢软弱无力为主症，尤以下肢痿软无力及不能行走多见，故称为"痿躄"；伴肌肉疼痛者称"痿痹"；有颅神经损害者，如舌咽、迷走、舌下神经麻痹，出现吞咽困难，称为"噎证"；面神经麻痹者称为"口僻"等。一般认为，阴阳、气血、津液之虚，湿痰、瘀血、食积之患，皆能使人成痿。肝藏血主筋，肾藏精生髓，津生于胃，散布于肺，故本病与肝肾肺胃关系最为密切。现在临床常见的痿证，以肺胃津伤，肝肾亏损，湿热浸淫三个类型为多。

【临床应用】

陈氏[1]等用左归丸加减治疗多发性神经炎属肝肾亏虚型患者56例，21例配合针刺治疗，治疗时间最长38天，最短18天，平均24.3天，结果治愈42例，好转14例，其中配合针灸治疗的21例全部治愈。

【病案举例】

（1）赵某，男，13岁，2000年10月12日初诊。患者6年前患感染性多发性神经炎，经中西医治疗，病情缓解。2月前因感冒发热后复发，出现四肢远端麻木、疼痛、无力，运动障碍，不能行走，肌肉萎缩。经当地医院诊断为格林-巴利综合征复发型，给予激素等药治疗2个月，症状有所缓解。求诊于中医继续治疗。诊见：四肢细弱，肌肉萎缩，不能行走，面色苍白，纳差少食，舌红少苔，脉细无力。中医诊断为：痿证。证属肝肾阴虚，精血不足。予滋补肝肾，方用左归丸加味。处方：熟地、山药、枸杞、山茱萸、川牛膝、菟丝子、鹿角胶、龟板胶、茯苓、白术、党参各10g，陈皮、炙甘草各5g，焦三仙30g。每日1剂，水煎服，治疗半月后，四肢渐有力，能行走，纳食好。连服3月余，四肢肌肉萎缩渐愈，能自由行走，体重增加5kg，随访半年未复发[2]。

按： 格林-巴利综合征属中医痿证范畴，因温热病后期，邪热伤阴，筋脉失养，加之久病，肝肾阴亏，精血不足，致筋脉肌肉消瘦，痿软无力。用左归丸加四君子汤治疗，方中熟地、山药、枸杞、山茱萸、川牛膝、菟丝子、鹿角胶、龟板胶滋养肝肾，补血益精，使筋骨强壮，行走有力。脾主四肢肌肉，脾虚则肌肉失养，故加四君子汤益气健脾，肌肉得以濡养，筋骨得以强壮，则痿证得除。

（2）赵某，男，40岁，2002年6月初诊。1个月前因忙于装修新房劳累过度发病，出现四肢远端麻木，疼痛无力，运动障碍，肌肉萎缩，站立不稳，不能行走，食欲不振，小便清长，查脑脊液蛋白细胞分离，诊断为格林-巴利综合征，用激素配合中药治疗1个月症状稍有缓解。现四肢纤细，肌肉萎缩，不能行走，面色苍白，纳差，舌红苔薄，脉细无力。诊断为痿证。证属肝肾阴虚，精血不足。治宜滋补肝肾。方用左归丸加四君子汤。熟地、枸杞、党参、焦三仙各30g，山药、山茱萸、菟丝子、牛膝各15g，鹿角胶、龟板胶各20g（烊化兑服），白术、茯苓、甘草各10g。每日1剂，水煎分2次服。治疗15天，四肢渐有力，能行走，纳食增进，前方继服3个月，四肢肌肉萎缩渐愈，能自由行走，随访1年无复发[3]。

按：《灵枢·五变》谓："肉不坚，腠理疏，则善病风。"左归丸方中熟地、山药、枸杞、山茱萸、牛膝、菟丝子、鹿角胶、龟板胶滋养肝肾，补血益精。四君子汤方中党参、白术、茯苓、甘草益气健脾。两方合用，使肌肉得以濡养、筋骨得以强壮而痿证除。

第二节 老年期痴呆

老年期痴呆是老年期常见的一组慢性进行性精神衰退性疾病，在老年人的疾病谱和死亡谱中占有重要的位置。目前认为，老年期痴呆是由于慢性或进行性大脑结构的器质性损害引起的高级大脑功能障碍的一组症候群，是患者在意识清醒的状态下出现的持久的全面的智能减退，表现为记忆力、计算力、判断力、注意力、抽象思维能力、语言功能减退，情感和行为障碍，独立生活和工作能力丧失。老年期痴呆包括老年性痴呆、血管性痴呆及混合性痴呆等。

老年性痴呆又称为阿尔茨海默病，是指老年老化程度超过生理性老化，或过早老化，致使脑功能障碍，引起获得性、持续性智能障碍。血管性痴呆系指由于脑血管障碍引起，以痴呆为主要临床表现的疾病。

【临床运用】

中医认为，老年期痴呆的基本病机之一是髓海空虚。填精补髓是其重要治法之一，蔡春华[4]用左归丸加首乌、赤芍、丹参、菖蒲、远志治疗老年性痴呆属肝肾阴虚型者31例，头晕头痛加龙骨、牡蛎、石决明、菊花、天麻；视物不清加女贞子、草决明；肢体瘫痪疼痛加鸡血藤、丝瓜络、路路通；每日1剂，水煎服，50天为1个疗程。结果显效16例，有效10例，无效5例，总有效率83.9%。血管性痴呆辨证为髓海空虚者选用左归丸[5]也有一定疗效。

【病案举例】

（1）马某，男，72岁，2001年11月12日初诊。患者1年前因误用药物导致脑组织损伤，出现神情呆滞、反应迟钝、语言颠倒、记忆力丧失、理解障碍、腰腿沉重等症，诊断为老年性痴呆。给予金纳多等药物治疗，未见明显好转，遂请中医治疗。诊见：神情呆滞、反应迟钝、语言颠倒、记忆混乱、理解障碍、腰腿沉重、肢体倦怠、烦躁不安、幻听妄想、二便不能自理、舌暗红少苔、脉弦细。证属肾精亏损，脑失所养。予滋补肾精，健脑强肾。以左归丸加味。熟地、山药、山茱萸、菟丝子、鹿角胶、龟板胶、远志、白术、益智仁、甘草各10g，枸杞、川牛膝、石菖蒲各15g，黄芪20g，7剂，水煎服，每日1剂。精神渐清，稍烦躁，继服1个月症状明显减轻，守方加减治疗4月余，病情稳定[2]。

按：中医认为，老年性痴呆系年老精衰，五脏失养，脑力失聪，脑髓空虚，治宜补肾益精为主，以左归丸加味。加入石菖蒲、远志化痰开窍，以通肾气；黄芪、白术、炙甘草、益智仁益气养神。诸药合用，共奏补肾益精、健脑强神之功。

（2）徐某，男，72岁，2001年12月初诊。近6个月来，出现神情呆滞，反应迟钝，记忆力丧失，理解力障碍，腰腿沉重，头晕耳鸣，偏左侧半身麻木，神情紧张，舌暗红少苔，脉弦细。MMSE评分仅14分。诊断为"阿尔茨海默病"。证属肾精亏损，脑失所养。治宜滋补肾精，健脑强神。方用左归丸加味。熟地、山药、山茱萸、菟丝子、鹿角胶、龟板胶、远志、白术、益智仁、石菖蒲、枸杞、牛膝各15g，黄芪30g，水煎服，每日1剂，连服2个月，症状明显改善。守方加减治疗6个月余，病情稳定。MMSE评分达16分[6]。

按：阿尔茨海默病即老年性痴呆，因年老肾精不足、髓海空虚，故见痴呆、健忘等症，治当补肾益精为主。左归丸从六味地黄丸化裁而来，取六味地黄丸之"三补"，减去茯苓、泽泻、丹皮的"三泻"，重用熟地滋肾益阴，鹿角胶温阳益精，龟板胶滋阴填髓，枸杞补肾益精、养肝明目，菟丝子、牛膝益肝肾、强腰膝、健筋骨，黄芪、益智仁益气安神，石菖蒲开窍宁神。诸药合用，共奏补肾益精、健脑安神之功，故疗效较好。

第三节　癫　痫

　　癫痫是一组以反复发作的大脑神经元突发性异常放电导致暂时性中枢神经系统功能失常为特征的一种慢性疾病。按照神经元的部位和放电扩散的范围，功能失常可表现为运动、感觉、意识、行为、自主神经等不同障碍，或兼有之。每次发作或每种发作称为痫性发作，病人可以有一种或数种痫性发作作为其临床症状。本病属中医学"痫病"范畴。其发生即有先天禀赋之因也有后天失养之故，病机错综复杂，一般认为，肝肾脾亏虚是本病主要病理基础，并由此产生风阳、痰火、血瘀。

【病案举例】

　　患者，女，19 岁，农民，1989 年 3 月 29 日初诊。自诉有癫痫病发作史 2 年余，医者多投以涤痰泻下之剂，但症状未得到控制，诊时见患者神疲面白，坐卧不安，心烦不寐，头晕目眩，手足心热，潮热盗汗，口干引饮，大便干结，舌红少苔，脉细数。纵观脉症，属心肾不交，水火不济，治宜壮水制火，交通心肾。拟用左归丸和黄连阿胶汤加减。处方：山萸肉、莲子心各 8g，山药、麦冬各 15g，黄芩、阿胶、菖蒲、栀子、龟板、柏子仁各 10g，黄连 6g，鸡子黄 3 枚，玄参 12g。连服 20剂，4 月 19 日复诊，上症皆缓解，服药期间未见发作，但仍梦多易醒，心悸健忘，稍不顺心，顿时烦恼，此属心神失养，治宜养心安神，拟于天王补心丹加减：玄参、五味子、远志、桔梗各 10g，丹参、茯神、当归、麦冬各 12g，酸枣仁、生地、龙骨各 15g，牡蛎 20g。连服 16 剂，并送服六味地黄丸、朱砂安神丸，诸症悉除，嘱患者用河车大造丸调理，随访 2 年，一直未发[7]。

　　按：此患者由于前医屡投涤痰泻下之剂，伤及肾阴，加之久病体虚，而致肾水亏乏，水不济火，肾水衰于下，心火亢于上，心肾不交。故首用左归丸和黄连阿胶汤加减以交通心肾，另加麦冬、玄参、莲子心、栀子重降心火，再配菖蒲、柏子仁开窍醒神，肾水壮则能上济心火，心火平则能下交肾水。水火既济，心肾相交，如此心阳不亢而神归，自能发挥主宰神明之用，肾水不亏而精藏，又能增强生髓濡脑之功，故服后烦止躁定，神识清明。继用天王补心丹做汤剂送服六味地黄丸、朱砂安神丸，降心火，滋肾水，再用河车大造丸滋补气血，收其全效。

第四节　脑动脉硬化症

脑动脉硬化是全身动脉硬化的一部分，同时也是急性脑血循环尤其是脑缺血发作的主要发病基础，是各种因素导致的脑动脉管壁变性和硬化的总称。包括脑动脉粥样硬化（大、中动脉）、小动脉硬化、微小动脉的玻璃样变等。本病形成的原因很多，根据流行病学的调查研究发现：脂肪与胆固醇代谢失常、高血压、糖尿病、肥胖、吸烟及性别年龄等均可成为导致脑动脉硬化的因素。本病属中医"眩晕"、"头痛"、"类中风"、"麻木"等范畴。

【临床运用】

冼氏[8]等治疗756例眩晕证患者，其中属脑动脉硬化症辨证为肝肾阴虚者采用左归丸加减治疗，有一定疗效。

【病案举例】

（1）王某，女，73，1998年12月25日初诊。患者反复头昏头痛3年，伴手足麻木，健忘。经有关检查诊为"脑动脉硬化症"，经治疗头昏头痛仍反复发作。诊见：头昏头痛，以巅顶为主，夜甚，时有天旋地转感，视物模糊，耳鸣，听力、记忆力明显减退，夜寐不宁而多梦，精神困倦，手足麻木，情绪紧张时双手颤抖，伴有腰膝酸软，大便秘结，纳可，舌淡红，少苔，脉细数。血压正常。诊断为肾精亏损，髓海空虚。用左归丸加减。处方：熟地黄、山茱萸、枸杞子、山药、当归、菟丝子、牛膝、龟板、黄精、白芍各15g、川芎10g。水煎服，日1剂，复煎。用药1周后，症状好转，上药加肉苁蓉、女贞子各15g继服20余剂，诸症渐除，随访5年一切正常[9]。

按：中医学认为，脑为髓海，赖肾精充养。肾精不足，不能上举濡养脑髓，导致脑髓空虚，故出现头昏头痛，健忘，肾精不足，水不涵木，致肝风内动，故出现手足麻木，夜寐不安。用左归丸以填精益髓，加当归、川芎、白芍、黄精、肉苁蓉、女贞子滋补肝肾，养血益精。药证相合，诸症遂消。

（2）章某，男，58岁，干部，1993年3月2日住院。眩晕反复发作，二载有余，再发3天入院。经西医用经颅多普勒及其他理化检查，诊断为"脑动脉硬化"。予低分子右旋糖酐、丹参注射液、西比灵、维脑路通等治疗1周，疗效不明显。诊见：眩晕不已，剧时视物模糊，旋转不定，站立不稳，而有欲仆之势，精神萎靡，耳鸣多梦，腰膝酸软，步履不稳，舌红少苔，脉弦劲而细。证属真阴不足，精髓内亏，脑失所养，风阳翕张，治宜滋肾填精，育阴潜阳，方用左归丸加味：熟地30g，山药15g，枸杞、山茱萸、菟丝子各12g，淮牛膝15g，龟板胶（烊）、鹿角胶（烊）各10g，白菊花10g，生白芍20g，制首乌15g，生龙牡各30g（先煎）。上方服5剂，眩晕大减，复诊因其血脂过高加山楂、麦芽、玉竹，继进10剂，眩晕未作，余症皆缓，守方调治月余而痊愈。随访2年未复发[10]。

按： 脑动脉硬化症，现代医学殊少良法。本例为久病伤肾，肾精亏耗，不能生髓充脑，脑失所养；肾阴亏虚，不能涵木，风阳上移，发为眩晕，而病势甚剧。故以熟地、牛膝、菟丝子、龟板胶滋肾养阴；鹿角胶填精补髓；山萸肉、枸杞子、制首乌养肝益精，为固本之治。龟板胶配白芍、菊花、生龙牡滋阴平肝，潜阳熄风，乃治标之法。诸药合用，使阴精得充，肝体得养，风阳潜敛，则眩晕自已。

第五节　　放射性脑脊髓病

放射性脑脊髓病为头颈部恶性肿瘤放射治疗后发生的一种严重后遗症，临床较少见。因其发病有较长的潜伏期，临床表现常无特异性，易被误诊而影响预后。临床根据病变主要部位分为放射性脑病和放射性脊髓病两种类型。放射性脑病主要表现为脑水肿所致的颅内高压症状群，放射性脊髓病早期表现为 Lhermitte's 征，即低头时腰骶和下肢触电样麻痹，晚期表现为不同程度的脊髓横贯性损伤症状。

【临床应用】

本病病机复杂，王氏将其分为气虚血滞、脉络瘀阻，肾虚精亏、脑失所养和脾虚湿阻、经络失和三型。对辨证为肾精亏虚、脑失所养，选用左归丸合二至丸加石菖蒲、远志、郁金等治疗[11]，有一定疗效。

第六节　　帕金森病

帕金森病又称"震颤麻痹"，常见于中老年人，多在60岁以后发病。主要表现为患者动作缓慢，手脚或身体的其他部分的震颤，身体失去柔软性，变得僵硬。最早系统描述该病的是英国的内科医生詹母·帕金森，当时还不知道该病应该归入哪一类疾病，称该病为"震颤麻痹"。本病的临床表现与中医学中"颤证"、"颤振"、"振掉"、"内风"、"痉病"等病证的描述相似。本病病位在肝、脾、肾、脑，以肝肾不足为本，正虚邪恋，虚实相兼，总属本虚标实。随病程的延长，本虚之象逐渐加重，初期多为实证表现为主，多见痰热内阻，血瘀动风之象，随病情加重，气血两虚，血瘀动风之象显露，正气已虚，病情发展到中晚期，病情严重，肝肾不足，血瘀动风之象为重。

【病案举例】

张某，男，76 岁，教师。2001 年 10 月 28 日初诊。西医诊断为"震颤麻痹"，曾服用左旋多巴、安坦治疗，效果不佳。患者头倾视深，下颌、舌肌、手指不自主震颤，脑鸣，目眩，耳鸣，语言缓慢、单调，口干欲饮。刻诊：手指呈搓丸样，面部表情呆板，舌质暗红，少苔，脉弦细数。证属脑络受损，阴虚风动，治宜滋补肾阴，熄风通络。予左归丸改为汤剂加减，药用：熟地黄24g，山药15g，枸杞子10g，山茱萸10g，怀牛膝15g，菟丝子12g，鹿角胶（烊冲）6g，龟板胶（烊冲）15g，白芍药15g，白僵蚕10g，砂仁6g，蜈蚣2条。每日1剂，水煎，分2次服。10剂后诸症减轻，守方继进2个月，诸症好转，继用左归丸巩固治疗6个月症状明显好转[12]。

按：脑为精明之府，为髓之海也。今患者头倾视深，表情呆板，下颌、舌肌、手指不自主震颤，脑鸣，目眩，耳鸣，语言缓慢，乃肝肾不足，髓海空虚，阴虚风动而发。故用滋阴补肾的左归丸加柔肝熄风通络之品，以达到益精填髓，滋肾填阴，育阴潜阳，熄风开窍之功。邪正兼顾，故疗效显著。

第七节　急性脑血管病

急性脑血管病是一种突然起病的非外伤性脑血液循环障碍，出现局灶性神经损害的一组疾病。又叫脑卒中、中风。临床上根据病因病理不同分为缺血性和出血性两大类。常见的病有：短暂性脑缺血发作、动脉硬化性脑梗死、心源性脑梗死、腔隙性脑梗死、脑栓塞、脑出血、蛛网膜下腔出血、混合性中风等。临床表现以猝然昏仆、不省人事或突然发生口眼歪斜、半身不遂、舌强言謇、智力障碍为主要特征。急性脑血管病属中医学"中风"、"暴厥"、"薄厥"、"偏枯"、"卒中"等范畴。诱因为气候突变，烦劳过度，情志不遂，跌仆努力等。病位在脑，与心肾肝脾密切相关。病机有虚、火、风、痰、气、血六端，且互相影响，相互作用。病变多本虚标实，上盛下虚。在本为肝肾阴虚，气血衰少，在标为风火相煽，痰湿壅盛，瘀血内阻，气血逆乱。基本病机为气血逆乱，上犯于脑。

【临床应用】

张氏[13]等辨证治疗中风偏瘫 38 例，气虚血瘀型用补阳还五汤加减。风痰阻络型用星蒌二陈汤加减。肝肾阴虚型以左归丸加减：处方：生地、枸杞子、淮山药、龟板、白芍、桑枝、杜仲、鸡血藤各 15g，山茱萸、牛膝各 10g，蜈蚣 2 条。如舌质紫暗、脉涩有瘀血者，加丹参、桃仁以活血祛瘀；如患侧僵硬、拘挛，伴头痛，眩晕，耳鸣，面赤，舌质红，脉弦硬有力者，改用天麻钩藤饮加减。肾精亏损型用地黄饮子加减。结果治愈 19 例（50%），好转 17 例（44.74%），无效 2 例（5.26%），总有效率为 94.74%。

【病案举例】

钱某，男，68 岁。因头痛头晕，恶心呕吐，言语不清，左下肢无力 10 小时入院。查神清，瞳孔等大，血压 23.94/11.97kPa，口角向右歪斜，心率 75 次/分，心肺（－），左下肢肌力Ⅱ级，左巴氏征（＋），头颅 CT 示右内囊后肢区腔隙性脑梗死。现头痛欲裂，头晕欲仆，恶心呕吐，半身不遂，言语不利，腰膝酸软，烦渴引饮，伸舌歪斜，舌干红裂无苔，脉弦细。证属肝肾亏虚，风阳上扰。治以左归丸加味，药用熟地、山药、山茱萸、怀牛膝、鹿角胶、龟板胶、胆南星、杜仲各 15g，川芎、水蛭、菟丝子、枸杞各 10g，三七粉 6g（兑服）。每日 1 剂，水煎分 2 次服。治疗 3 个月，血压恢复正常，病情趋于稳定，四肢活动明显好转，左下肢肌力恢复[3]。

按：脑卒中为脏腑气血亏损，阴阳失调，风痰瘀血阻塞脑络所致。风痰瘀血是标，肝肾亏虚是本，属本虚标实之证。赵献可说："痰者，水也，其源出于肾。"阴虚又可致瘀，而肾虚是痰瘀发生的根本，治当滋肾通络。左归丸滋补肾精，加杜仲补肝益肾，水蛭、三七、胆南星活血化痰通络。诸药合用，标本兼治，故疗效较好。

第八节　椎－基底动脉供血不足

椎－基底动脉供血不足，是由于脑动脉粥样硬化、颈椎病等原因所导致的椎－基底动脉系统供血障碍，从而引起供血区包括内耳、脑干、小脑、间脑、颞叶基底部和枕叶等组织的一过性局灶性神经功能障碍，常出现眩晕，头痛，恶心呕吐，步行不稳，肢体震颤，或视力模糊，或眼睛颤动，语言不利等症状。本病常见于中老年人，青壮年也可罹患，发作无明显规律性，但颈椎病所致者多与头颈转动有密切联系。本病多突发，每次发作多持续数分钟，多不超过 24 小时，后遗不适，可持续数天。本病属于中医"眩晕"、"厥证"等范畴。病位在脑，与肝、肾、脾三脏有关。肝肾阴虚，脾肾阳虚是其病根，病机常与血虚血滞，夹痰上扰、气机受阻、清窍失养有关。

【病案举例】

王某，男，48岁，干部，1989年3月16日初诊。患者3年来时觉头晕乏力，走路偶有轻飘感，近旬来，头晕加重，颈部转动时更明显，行走不稳，X线摄片提示：颈椎肥大，椎体动脉狭窄，TCD提示：基底动脉供血不足，刻诊：患者除上述症状外且伴有耳鸣腰酸，口干心悸，大便干结。舌红少苔脉沉细弦，辨证属肝肾不足，阴虚阳亢之证。治宜壮水之主，以制阳光，方选左归丸加减：熟地30g，石决明24g，川牛膝、枸杞、生冬术、路党参、青龙齿各15g，天麻、葛根、鹿角片、菟丝子各12g，川芎9g，7剂，水煎服。3月24日复诊，头晕减轻，舌有薄苔，原方继服7剂，4月1日三诊，惟头部觉有紧束感，原方去青龙齿、生冬术，加黄芪15g，田三七6g，继服1个月，随访至3年，未再复发[14]。

按：诸风掉眩，皆属于肝，阳动则风生，肝缓则风熄，阴虚则阳亢，液足则阳潜，本例患者头晕日久，行走不稳，耳鸣腰酸，口干心悸，舌红少苔，脉沉细弦，审证求因不外阴虚阳亢，水不涵木，肝风上扰之征，故用壮水之主以制阳光的治疗原则而取效。

参考文献

[1] 陈守龙，郑祖艳，洪束群．左归丸加减治疗多发性神经炎56例．中医药学报，1993，(6)：34.

[2] 镁日斯．左归丸新用．新中医，2003，35 (10)：67.

[3] 郁青萍，高翔．左归丸治疗神经系统疾病体会．实用中医药杂志，2006，22 (2)：114 - 115.

[4] 蔡春华．左归丸治疗老年性痴呆31例．江苏中医，1994，15 (11)：9 - 10.

[5] 胡杰一，冯应祥．脑血管痴呆证治述要．浙江中医学院学报，1992，16 (4)：5 - 6.

[6] 郁青萍，高翔．左归丸治疗神经系统疾病体会．实用中医药杂志，2006，22 (2)：114 - 115.

[7] 裴毅．壮水制火法治疗痫证一则．天津中医药，1991，(6)：25.

[8] 冼绍祥，丁有钦，刘小虹，等．756例眩晕证病例分析及证治规律探讨．广州中医药大学学报，1996，13 (4)：9 - 12，26.

[9] 黄时浩．左归丸治验3则．新中医，2004，36 (3)：64.

[10] 管荫槐．左归丸临证应用举隅．南京中医药大学学报，1996，12 (4)：

52 – 53.

［11］王士贞．放射性脑脊髓病的中医治疗．新中医，1990，22（3）：34 – 35.

［12］杨士珍，贾世复．左归丸临床应用举隅．河北中医，2006，28（3）：202.

［13］张赛，周益．辨证治疗中风偏瘫 38 例．湖南中医杂志，2004，20（3）：44 – 45.

［14］许雅萍．椎基动脉狭窄治验二则．浙江中医学院学报，1993，17（3）：34.

第三章

骨 科 疾 病

第一节 骨 折

骨折是指由于外伤或病理等原因致使骨质部分或完全断裂的一种疾病。其主要临床表现为：骨折部有局限性疼痛和压痛，局部肿胀和出现瘀斑，肢体功能部分或完全丧失，完全性骨折尚可出现肢体畸形及异常活动。

【临床应用】

崔氏[1]等用左归丸加味治疗骨折手术治疗及非手术治疗后发生的骨折延迟愈合患者32例，偏气虚加黄芪、党参，偏血虚加当归、鸡血藤，阳虚加黑附子、肉桂，局部肿胀重加桂枝、泽泻、赤芍，15天为1疗程。治疗结果，疗程最短40天，最长90天，30例临床治愈，2例无效，改为手术植骨治疗。总有效率93.7%。

何氏[2]采用手术配合中药内服治疗股骨颈骨折38例。早期用新伤续断汤加味以活血化瘀、行气止痛、接骨续筋；中期用四物汤加味以和营止痛、接骨续筋、舒筋通络；后期用左归丸或右归丸加减以滋养肝肾、强筋壮骨、补益气血。结果，随访6个月以上，38例全部骨性愈合，无髋内翻及外旋畸形，颈干角保持130°左右，髋关节功能恢复正常或接近正常，患肢无短缩，无跛行。

第二节 骨质疏松症

骨质疏松症是一种以骨量减少和骨组织显微结构受损，继而引起骨骼脆性增加和骨折危险性增高的系统性骨骼疾病。骨质疏松症属中医"骨痹"、"骨痿"范畴。肾藏精、主骨生髓，肾精亏虚是骨质疏松的基本病机，而补肾健骨应是治疗大法。故临床上用左归丸加味治疗骨质疏松症有较好效果。

【临床应用】

彭氏[3]等依据"肾主骨生髓"的机理采用辨病与辨证相结合，将骨质疏松症分为阳虚型、阴虚型、血瘀型和风寒湿型。阳虚型用右归丸加四物汤加减，阴虚型用左归丸加四物汤加减，血瘀型用补肾活血汤加减，风寒湿型用独活寄生汤加减。共治疗 128 例，平均服药 8 周，其中显效 81 例，好转 40 例，无效 7 例，总有效率 94.6%。

孙氏[4]治疗骨质疏松症腰背痛 90 例，随机分为两组，A 组用加味左归丸 48 例（组方：大熟地 150g、山药 150g、枸杞 120g、山茱萸 100g、川牛膝 100g、菟丝子 120g、鹿角胶 150g、龟板胶 150g、茯苓 150g、黄芪 150g、白术 100g。补脾胃加巴戟天 100g、杜仲 100g，狗脊 100g、淫羊藿 150g[1]。研末，加 1 公斤蜂蜜，炼蜜丸每日 3 次，早、中、晚各 1 次，每次服 3g，连服 3 个月，B 组服用活性钙冲剂每次 5g，每日 3 次，连服 3 个月。

结果：左归丸治疗组显效 23 例，有效 21 例，无效 4 例，总有效率 91.67%。活性钙治疗组显效 10 例，有效 11 例，无效 21 例，总有效率 50%。

张氏[5]用左归丸加减治疗绝经后骨质疏松症 20 例，并与钙剂治疗对照组 20 例进行了比较。治疗组 20 例中，显效 12 例，有效 6 例，无效 2 例，总有效率为 90%。对照组 20 例中，显效 4 例，有效 5 例，无效 11 例，总有效率为 45%。两组比较差异有显著性（$P < 0.05$）。陈氏[6]等用左归丸去山茱萸、枸杞加肉桂、附子、陈皮、砂仁制丸，早晚空腹各服 15g，鲜芦根水送服，并日以芦根水代茶饮治疗肾病性骨质疏松症 102 例，1 月为 1 疗程，最少 3 个疗程，最多 6 个疗程，结果治愈 22 例，显效 57 例，有效 17 例，无效 6 例，总有效率 94.12%。

第三节　坐骨神经痛

坐骨神经痛是指坐骨神经病变，沿坐骨神经通路即腰、臀部、大腿后、小腿后外侧和足外侧发生的疼痛症状群。坐骨神经由腰 5 ~ 骶 3 神经根组成。按病损部位分根性和干性坐骨神经痛两种。本病男性青壮年多见，单侧为多。疼痛程度及时间常与病因及起病缓急有关。本病属中医"痹症"、"腰痛"、"腰腿痛"范畴，多因风寒湿气侵入肌肤，邪客于筋，筋损伤肝，累及于肾，肝肾阴虚，筋脉失养而成。故见拘急掣痛，与一般风湿痹痛不同，病变主要在肝肾二经，乃正虚邪恋之证。临证又有阴虚内热、阴虚挟湿，阴虚挟风，阴虚挟寒、阴阳两虚等不同证型。

【临床应用】

黎氏[7]辨证治疗坐骨神经痛 57 例，其中，对阴虚内热、阴虚挟湿，阴虚挟风之证，多用滋阴柔肝通络汤加减（龟板、白芍、炙甘草、生地各 20g、黄柏、知母各 10g、牛膝、木瓜各 12g 等），阴虚挟寒、阴阳两虚等证，则以左归丸加减治之（熟地、白芍、炙甘草、山药各 20g，炒枣仁、鹿角胶、菟丝子各 10g，枸杞子、川牛膝、乌药、木瓜各 12g等）结果：痊愈 32 例，显效 12 例，有效 9 例，无效 4 例，有效率 93% 。

【病案举例】

尹某，男，39 岁，工人，1983 年 6 月 27 日初诊。患坐骨神经痛十余年，经中西医治疗，反复不愈，两侧轮流作痛，现右侧臀、腿、脚拘急掣痛，行走不便，活动困难，腰及四肢冷，面白不华，渴不思饮，大便软，尿多，舌红苔少略黄，脉沉细。诊为坐骨神经痛，属阴阳两虚，治宜平补阴阳，柔肝通络，方用左归丸加减：熟地、炙甘草、山药各 20g，白芍 50g、炒枣仁、鹿角胶、菟丝子各 10g，枸杞子、川牛膝、乌药、木瓜各 12g，3 剂痛大减，舌苔白略黄，原方续服 3 剂，痛去十之六七，但仍困乏无力，上方加续断 20g，服 5 剂，臀、腿仅偶有微痛，原方略为加减，续服 30 剂，病愈。

按：坐骨神经痛临床虽可分为多型，但总不离肝肾阴虚也。此患者乃阴虚日久，又有前医过用寒凉，而致阳虚尔。故而治疗上不可纯补其阳，当阴中求阳，阴阳双补也，故以补阴良方左归丸化裁治之。需注意的是，此病疼痛多与气候无关，正虚邪微，证明其不是风湿，乃肝肾阴虚、筋脉失养之故，故临床不可与风湿混治，滥用祛风燥湿之品，以免伤津耗液，愈治愈重也。当重用白芍、炙甘草，取芍药甘草汤之意，则解痛甚效，以二药最善缓经脉之拘急故也。

第四节　脊髓型颈椎病

脊髓型颈椎病，又称颈椎间盘突出症，是以颈部单侧或双侧上肢疼痛、手指麻木无力，严重者可致瘫痪、大小便失禁等。近年来在临床上脊髓型颈椎病是一种常见病、多发病及疑难病，主要是椎体后缘增生和钩椎关节变尖，或突入椎管和椎间孔，刺激压迫脊髓，以及椎板和肥厚的黄韧带，使三角形的颈椎管变窄，压迫脊髓神经。中医辨证是"脾肾两亏型"、"腑浊内阻型"、"肾虚痰滞型"、"脾胃虚弱型"等，其临床表现为颈项僵硬，转侧不利，上肢麻木持物落下，下肢筋脉拘急活动不灵活，容易跌跤，舌体胖苔薄质淡，有内纹，脉细或细滑等等；此病易反复发作，给病人身心带来极大的痛苦。其中，对辨证为"脾肾两亏型"可考虑用左归丸加减治疗。

【病案举例】

患者，男，48 岁，大学教师，2005 年 7 月前来就诊，病人主诉，颈项疼痛 10 年余，时有上肢麻木乏力，偶有持物落下，行走时有打软腿现象，因连续 1 周的课题研究，颈部僵硬疼痛伴右上肢出现麻木疼痛；PE：病人颈部无肿胀侧弯，C4、C5，C5、C6 的棘突间两侧 1cm 处有压痛（＋＋），并伴有右上肢放射痛，椎间孔挤压试验（＋），臂丛神经牵拉试验（＋），Hoffmann 征（＋），Babinski 征（＋）；X 线及 MRI 示：颈椎生理曲度变直，椎间孔略变狭窄，C4～7 钩椎关节突变尖，椎间盘向椎管内后突，脊髓硬膜囊呈不同程度的受压，C4、C5，C5、C6 椎间盘略向右侧后突，右侧神经根轻度受压；舌体胖苔薄质淡有内纹，脉细滑；诊断：①颈椎退行性变，②脊髓型颈椎病（颈椎间盘突出症）。按中医辨证为脾肾两亏，阴血亏虚。治则给以调养脾肾，补益阴血。处方：左归丸和归脾汤加减。采取中药调整治疗 4 周后，病人自觉症状均已消失，活动正常[8]。

按：脾肾两亏类颈椎病是脊髓型颈椎病发病早期中的类型，其表现为颈项僵硬，上肢麻木乏力持物落下，下肢筋脉拘急行动不利，活动不灵活容易跌跤，舌体胖苔薄质淡有内纹，脉细或细滑。用左归丸和归脾丸加减以调养脾肾，补益阴血，兼用疏经活络之品，以期达到培本固元，疏通经络之效。血气畅通则病痛自愈。

第五节　足跟痛

足跟痛是临床常见病，多发于中老年，是由于急性或慢性损伤所引起的足跟着力部分疼痛为主的病症。患者常常伴有其他症状。症见足跟疼痛，不肿不红，不能多立、多走，重者不能着地，头晕耳鸣，双目干涩，口干不欲饮，腰酸腿软，乏力健忘等。中医学认为，肝肾真阴不足，外感寒湿之邪，血脉运行不畅是其致病原因。肝主筋，肾主骨，人到中年以后，肝肾之气渐衰，致使肝阴不足，筋失濡养，真阴不足，骨无所主，加之劳逸不节，或外感寒湿之邪，经脉受阻，气血凝滞不畅，而致疼痛。是以肝肾真阴不足为本，血凝运行不畅为标。秦伯未[9]认为此病"虽系小病，治宜峻补"，故临床可用左归丸辨证加减治疗。

【临床应用】

曹氏[10]等以左归丸为基本方加减治疗足跟痛 42 例，其中跟骨骨刺 34 例，足跟脂肪纤维垫炎 4 例，跟腱膜炎 3 例，跟骨骨骺炎 1 例。阳虚加肉桂、肉苁蓉，阴虚加白芍、知母，气虚加党参、黄芪，血虚加首乌、阿胶，寒湿加威灵仙、制川草乌。水煎服，连服 15～30 天。结果痊愈21例，显效16例，有效4例，无效1例。总有效率97.6%。

【病案举例】

吴某，男，62岁。足跟痛1年半，加重15天，于1995年4月15日就诊。刻下：右足跟痛甚，不敢着地，伴头晕耳鸣，口干目涩，听力减退，少寐健忘，腰膝酸软，舌暗尖红，脉沉细。X线片示右跟骨骨刺形成，诊断为足跟痛，证属：肝肾阴血不足，水不涵木。治宜滋补肝肾，活血通络。熟地24g，山茱萸、淮山药、枸杞、菟丝子、龟板、鹿角胶、党参各12g，牛膝、当归、红藤、茯苓、炙甘草各9g。服药5剂后，右足跟已能下地；再服5剂，跟痛大减，头晕耳鸣亦消失，余症好转。上方去党参、炙甘草，改鹿角胶为鹿角霜30g，加杜仲9g，续服5剂，跟痛消失，诸症悉除。嘱再服5剂以固其效。随访2年未发。

按：此患者年事已高，肝肾之气虚衰，致使筋失濡养，骨无所主，加之操劳过度，兼感寒湿之邪，经脉受阻，气血不畅，骨刺形成，而发此病。故宜峻补肝肾的同时，辅以活血通络利湿，以期标本同治。用左归丸滋补阴阳，重在养阴，当归、红藤活血通络，茯苓利水而不伤阴，诸药合用，共奏滋养肝肾、活血通络之功，药证相符，故有良效。

第六节　腰椎间盘突出症

腰椎间盘突出症是腰椎间盘各部分（髓核、纤维环及软骨板）在不同程度退行病变后，又在外界因素作用下，致使纤维环破裂，髓核从破裂处突出而致相邻组织受刺激或压迫，从而使腰腿产生一系列疼痛、麻木、酸胀等临床症状。是临床上常见的腰部疾病之一。本病多发于20~40岁之间，而且男性多于女性。其发病与性别、年龄、职业、外伤史及受寒凉史多有关系。中医学典籍中无腰椎间盘突出症之名，根据该病的临床表现，可归于"腰痛"、"腰腿痛"、"痹证"等范畴。

【临床应用】

苏氏[11]等运用中药配合针刺治疗腰椎间盘突出症130例，根据辨证分型，寒湿型，方用甘姜苓术汤加减；气滞血瘀型，方用身痛逐瘀汤加减；肝肾亏虚型，方用左归丸加减：熟地、淮山药、山茱萸、菟丝子各10g，川牛膝、杜仲、木瓜各30g，枸杞子15g，10天为1疗程。结果痊愈62例，显效46例，有效12例，无效10例，总有效率92.3%。张氏[12]对296例腰椎间盘突出症患者采用中西医结合综合治疗。根据辨证，属于肾虚者，予左归丸、六味地黄丸加减；属风寒湿者，独活寄生汤加减；属气滞血瘀者，活络效灵丹加减，嘱患者卧床休息。根据其病情轻重、病程长短，酌情口服扶他林，肌肉注射维生素B，静滴甘露醇加地塞米松等，连用 3 ~ 7 天。结果痊愈 182 例，显效 65 例，好转 46 例，无效 3 例，有效率为 99%。

第七节　腰肌劳损

腰肌劳损是指腰部一侧或两侧或正中等处发生疼痛之症，既是多种疾病的一个症状，又可作为独立的疾病，可见于肾病、风湿病、类风湿病、脊椎及外伤、妇科等疾病中。主要症状为腰或腰骶部疼痛，反复发作，疼痛可随气候变化或劳累程度而变化，时轻时重，缠绵不愈。腰部可有广泛压痛，脊椎活动多无异常。急性发作时，各种症状均明显加重，并可有肌肉痉挛，脊椎侧弯和功能活动受限。部分患者可有下肢牵拉性疼痛，但无串痛和肌肤麻木感。疼痛的性质多为钝痛，可局限于一个部位，也可散布整个背部。腰部酸痛或胀痛，部分刺痛或灼痛。劳累时加重，休息时减轻，适当活动和经常改变体位时减轻，活动过度又加重。不能坚持弯腰工作。常被迫时时伸腰或以拳头击腰部以缓解疼痛。腰部有压痛点，多在骶棘肌处、髂骨脊后部、骶骨后骶棘肌止点处或腰椎横突处。腰部外形及活动多无异常，也无明显腰肌痉挛，少数患者腰部活动稍受限。本病属中医学"腰痛"范畴，因感受寒湿、湿热、气滞血瘀、肾亏体虚或跌仆外伤所致。肾虚为其本，感受外邪，跌仆闪挫为其标。临证首先宜分辨表里虚实寒热。大抵感受外邪所致者，其证多属表、属实，发病骤急，治宜祛邪通络，根据寒湿、湿热不同，分别施治。由肾精亏损所致者，其证多属里、属虚，常见慢性反复发作，治宜补肾益气为主。

【病案举例】

王某，男，42 岁。患腰痛已 2 年，在某西医院检查排除肾脏病，X 线片提示腰脊椎良好，诊为"腰肌劳损"，经用封闭、推拿、针灸等治疗，效果不显，患者腰肌酸痛，并伴见头晕、失眠、咽干、遗精等症，诊脉弦细，两尺尤弱，苔薄中裂，舌质红。此乃肾水不足，精髓内亏，治宜育阴补肾为主，拟左归丸加味：鹿角片、熟地、炙龟板、枸杞、菟丝子、淮山药各 12g，山萸肉、淮牛膝、川石斛、川杜仲、桑寄生各 9g。服药 13 剂，腰痛大减，睡眠转佳，眩晕、咽干等症状相继消失。后以青娥丸，每服 9g，1 日 2 次，淡盐水送服，连服 1 个月，腰痛至今未发，遗精之患亦除[13]。

按：患者已"年四十而阴气自半"，苦患腰痛 2 年余，缠绵不愈，又排除肾脏病、腰椎病变等，乃为其肾水不足，不能濡养腰府故也。精髓内亏，在腰则腰肌酸痛，在脏则遗精，在喉则咽干，在脑则见头晕、失眠多梦等症，舌红苔薄中裂，脉弦细，两尺尤弱皆是肾水不足之象。故用左归丸加川石斛、川杜仲、桑寄生等补肝肾强筋骨之品以育阴补肾，强筋壮骨而腰痛自消。后以青娥丸善后，用淡盐水送服，取咸能入肾之意也。

第八节　外伤性截瘫

外伤性截瘫是指脊柱由于受外力而导致脊髓损伤部位以下的肢体发生瘫痪的病症。多因直接或间接暴力引起，损伤部位易发生在脊柱活动频繁的节段或生理弧度转换处，损伤程度一般与暴力大小成正比。根据脊髓损伤的程度和病理改变，可分为脊髓休克、脊髓受压和脊髓本身的破坏三种类型。临床表现为脊髓休克、感觉障碍、运动功能和膀胱功能失常、植物神经系统功能紊乱等。外伤性截瘫是当今国内外疑难杂症，多数患者在手术后数月甚至终身处于四肢瘫痪，二便失禁，肌肉萎缩，功能丧失，恢复无望的状态。西医多采用营养神经，改善循环，配合理疗，功能锻炼的治疗方法。截至目前，尚无任何有效的措施和理想的药物，使已损伤的脊髓、神经再生和功能恢复。辨证运用中药、针灸、推拿等治疗本病，有较好的效果。

【病案举例】

陈某，男，28岁。于2006年10月因颈部外伤致高位截瘫，经CT检查示：颈椎骨折，脊髓弯曲变形。在外院行手术治疗，颈椎骨折复位固定术后，脊髓仍弯曲变形，患者颈以下各种感觉消失，肌力0级，术后疗养1个月后，转本地县医院治疗1月，无丝毫变化，转我院治疗。入院时，患者肌力0级，各种感觉消失，生理反射消失，二便失禁，查：舌质淡暗，苔白，脉细涩。中医辨证属肾虚、血虚挟瘀，采用左归丸化裁，药用：熟地黄30g，山药30g，枸杞子30g，山茱萸20g，牛膝30g，菟丝子20g，龟板30g，鹿角胶20g（烊化），当归20g，川芎15g，红花10g，赤芍20g。5剂煎服，每日1剂，配以针灸涌泉、太冲、太溪、昆仑、三阴交、足三里、合谷、内关、大椎、肾俞等穴，用平补平泻手法。1周后，患者双手、双足各种感觉敏感，能自主活动，但双踝、腕关节以上部位各种感觉均无，生理反射无，不能自主活动。在原方基础上加全蝎5g、地龙15g，以通经活络，针灸隔日1次，用穴基本同前，半月后，上肢能自主活动，手能持物，双下肢膝以下感觉存在，生理反射弱，基本能自主活动。嘱家属帮助其翻身，按摩。继用上方治疗1月后，二便基本正常，各种感觉基本恢复，肌力3级。患者要求带药出院治疗，同意，并嘱坚持长期服药，加强功能锻炼。患者回家后间断按上方服药，并坚持功能锻炼1年后，患者步行来谢。

按：中医学认为，"肾主骨，生髓，主二便。"故脊髓损伤治疗需从补肾入手。左归丸补肾精，生髓，对脊髓、神经损伤有营养、促进恢复功能的作用，加用养血活血的中药以改善微循环，促进受损脊髓、神经功能恢复。当归、川芎、红花、赤芍养血活血，改善微循环，全蝎、地龙通经活络。外伤后，必有瘀血阻滞，舌淡暗、脉细涩是血虚血瘀之象。血脉不通，神经、脊髓失养，功能障碍，久之，功能丧失、萎缩甚至变性坏死。故在受伤后尽早采用上法治疗，可望使受损脊髓、神经功能恢复。如迁延日久，恢复就会无望。针灸通过刺激神经末梢，激活麻痹的神经，产生正常神经反射，恢复神经通路，进而激活脊髓，并恢复其功能。有研究表明：针刺右侧三阴交引起对侧大脑S1以及M1，双侧SMA和对侧pre-SMA这些与运动相关大脑中枢葡萄糖代谢的增加。身体上所有痛觉、触觉、压觉等均受S1的管理，S1葡萄糖代谢的增加是大脑对针刺的反应。M1、SMA和pre-SMA负责运动的控制、计划和执行。针刺可引起多个与运动相关大脑中枢的激活，表明该穴位可能有良好的运动相关性，可能是针刺该穴治疗下肢痿痹的中枢基础。该患者脊髓受压弯曲变形，但未完全断裂，故其治疗有较好的效果。对于完全断裂并错位的脊髓横断伤，能否通过复位后用上法治疗而达到如期效果，有待进一步观察研究[14]。

参考文献

[1] 崔仁强，葛纪霞，高建民．加味左归丸治疗骨折延迟愈合．山东中医杂志，2001，20（9）：560．

[2] 何臣．手术配合中药治疗股骨颈骨折38例．实用中医药杂志，2008，24（4）：233．

[3] 刘峰，梁翔，彭太平．中医药辨证治疗骨质疏松症128例．实用中西医结合临床，2005，5（4）：52．

[4] 孙湘．加味左归丸治疗骨质疏松症腰背痛．中国中医骨伤科杂志，2002，10（5）：36-37．

[5] 张秋万．左归丸加减治疗绝经后骨质疏松症20例．中国民间疗法，2007，15（12）：29．

[6] 陈静，陈晓，秦红照．左归丸加减治疗肾病性骨质疏松症疗效观察．河南中医药学刊，2001，16（4）：64．

[7] 黎克忠．57例坐骨神经痛的治疗．新中医，1987，（3）：36-37．

[8] 赵树军，常秀龙，白明泽．中药疗法对156例脊髓型颈椎病临床研究．中国社

区医师. 2007, 15 (9): 7.

[9] 秦伯未, 李岩, 张田仁, 等. 中医临证备要, 第 2 版. 人民卫生出版社, 1984: 160.

[10] 曹俊刚, 李沐珍. 左归丸治疗足跟痛 42 例. 四川中医, 1999, 17 (12): 26.

[11] 苏冠群, 焦良山. 中药配合九针刺治疗腰椎间盘突出症 130 例. 四川中医, 2001, 19 (4): 69 - 70.

[12] 张文斌. 腰椎间盘突出症 296 例. 河南中医, 2005, 25 (7): 44 - 45.

[13] 陈幼清, 华兆新. 左归丸与右归丸的临床应用. 江苏中医杂志, 1982, (1): 35 - 36.

[14] 徐成坤. 左归丸结合针灸治愈外伤性高位截瘫 1 例. 光明中医, 2010, 25 (3): 506 - 507.

第四章

妇科疾病

第一节 月经病

一、崩漏

《景岳全书·妇人规》说："崩漏不止，经乱之甚者也。"经血非时而下，量多势急如山之崩，称之为崩中；淋漓不断如屋之漏，称为漏下。二者虽表现不一，实则病机相同，且常崩漏互见，故总称崩漏。西医的无排卵型功能失调性子宫出血属"崩漏"范畴。

对崩漏的研究，前人有许多论述。《黄帝内经素问》："阴虚阳搏谓之崩。"《伤寒论》："寸口脉微而缓……三焦绝经，名曰血崩。"《金匮》："虚寒相搏……妇人则半产漏下。"《诸病源候论》："漏下者，由劳伤血气，冲任之脉虚损故也。"《古今医鉴》："悲哀太甚则心系急，肺布叶举，而上焦不通，热气在中，故血走而崩。"后世医家也有认为属脏腑损伤的，属冲任失调的，气血俱虚的，阳虚不摄的，阴虚火逼的，痰郁胸中的，以及瘀血未尽等等。今人亦是体会不一，比较集中的看法是认为肾虚为致崩漏之本源。肾阴亏损，导致肝阳心火亢旺，血海不宁，阴损及阳，肾阳不足，脾阳失煦，冲任不固，发为本病。故而妇科临床上常用左归丸加减治疗崩漏，疗效令人满意。

【临床应用】

申氏[1]认为青春期崩漏与肾气初盛，发育未完善，肾的封藏不固有关，治疗重在补肾气，益冲任。出血期左归丸加用女贞子、旱莲草、地榆、蒲黄、甘草，艾灸隐白、三阴交、足三里。血止期补肾调经为主去地榆，加牡丹皮，每日1剂，3个月为1个疗程，共治疗青春期崩漏53例，结果治愈34例，有效16例，无效3例，总有效率为94.34%。

王氏[2]用左归丸为基础方治疗青春期崩漏60例，出血期去牛膝，加旱莲草、贯众炭、地榆炭、太子参；阴虚加何首乌、桑叶、白芍；气阴两虚加太子参、黄芪、麦冬；阴虚有热加女贞子、旱莲草、黄芩、生藕节；湿热偏重加苍术、黄柏、马齿苋、贯众；有瘀者加三七参粉（冲服)、蒲黄(包煎)、益母草。血止后去旱莲草、贯众、地榆、太子参,加何首乌、紫河车、淫羊藿以滋阴补肾固冲任。结果治愈35例,有效21例,无效4例,总有效率为93.33%。

范氏[3]等用左归丸去牛膝、鹿胶加血余炭、蒲黄、紫草为基本方治疗更年期功血,气虚者加黄芪、炒白术,阳虚者加仙灵脾,血热者加生地、地榆炭,血虚者加阿胶(烊化);血瘀者加三七粉(冲)。治疗32例,治愈21例,好转8例,未愈3例,有效率93.10%。

井氏[4]以左归丸加减(左归丸去牛膝、鹿角胶,加炙首乌、白芍、五倍子、海螵蛸、生龙骨、生牡蛎等)治疗更年期功能失调性子宫出血。辨证为肾阴不足,精血亏虚。出血如崩者加三七,烘热烦躁者加黄芩、黄柏、柴胡,腰酸痛加炒续断、杜仲,眩晕心悸加天麻、夏枯草、酸枣仁。每日1剂,5天为1个疗程。结果治愈156例,好转53例,无效24例。黄氏[5]用妈富隆加左归丸加减与单用妈富隆治疗更年期功血进行比较。从症状、血红蛋白、子宫内膜厚度、复发率等方面进行对照,发现加用中药组治疗效果除了影响子宫内膜厚度上两者无统计学意义外,贫血的改善、复发率等疗效均优于单用马富隆组。

【病案举例】

(1)王某,18岁,未婚。1997年8月12日初诊。1997年春月经初潮,量多色鲜红,持续7~8日,用止血药始止。本次月经为第2次,持续10日不止,且经量增多,近日量多势急如注,血色鲜红,伴头晕耳鸣,腰膝酸软,手足心发热,舌红而干,苔少,脉沉细数。诊为崩漏(肾阴虚)。治宜滋补肾阴,固冲止血。予左归丸加减:生地黄15g,枸杞子10g,菟丝子10g,生白芍15g,鹿角胶(烊)10g,龟板胶(烊)10g,墨旱莲15g,血余炭10g,棕榈炭10g。3剂,每日1剂,水煎,早、晚各服1次。

1997年8月16日二诊:出血量减少,自觉诸症稍减。血海空虚,非峻补真阴不可。上方去血余炭、棕榈炭。3剂,水煎服,日1剂。

1997年8月20日三诊:出血已净,诸症均减。继服二诊方5剂以巩固疗效。下次经来服初诊方药5剂,连服3个月经周期,服药20余剂痊愈[6]。

按:崩漏一证,以青春期、更年期多发。其病机多为肾气不足,封藏不固,冲任失约。本例即为肾阴虚型。因其久漏不止又忽然大下如注,独治本不能获捷效,故应标本兼治。方中以生地黄、墨旱莲、血余炭、棕榈炭滋阴清热,凉血止血;仙鹤草补气止血,防气随血脱;鹿角胶补肾填精,寓阴中求阳之意;山茱萸、菟丝子、枸杞子、龟板胶滋补肝肾；山药补肾健脾；生白芍养血敛阴。川牛膝有活血引血下行之弊，故不用。

（2）王某，女，48岁。2004年10月初诊。经乱无期，血量时多时少半年余，4个月前病理报告为子宫内膜增生症。来诊时，血量偏多，伴头晕耳鸣，心烦，腰膝酸软，气短乏力，舌质红少苔，脉细数。综合舌脉症，此患者为肾水亏虚，冲任不固，故经乱无期，量多少不定；肾阴不足不能上荣于脑，中气虚弱清阳不升，故头晕耳鸣；精亏则腰膝酸软，舌脉症均为阴虚之象，治以滋肾健脾，固冲止血。方用左归丸加减：生熟地、山药、山茱萸、牛膝各12g，黄芪、白术、云苓、枸杞子、菟丝子各15g，女贞子、旱莲草、生牡蛎各30g。3剂后血少，5剂后血止。继以上方调理半月后，再次来经，行经7天自止，至今未复发[7]。

按：《诸病源候论》云："冲任之脉虚损，不能制约其经血，故血非时而下。"此患者年届48岁，处于更年期，肾气渐虚，封藏失司，冲任不固，不能制约经血，乃成崩漏，日久阴血亏虚，虚火动血，加之中气虚弱，统摄无权，故血时多时少经久不愈。方中生熟地、女贞子、旱莲草滋补肾阴；枸杞子、山药、山茱萸、牛膝、菟丝子补肝肾益冲任；生牡蛎固冲止血；黄芪、白术、云苓补气健脾，固冲摄血。使阴血充足，虚火得制，冲任得固，脾气旺盛统摄有力，血自归经。

二、闭经

女子年逾16周岁，月经尚未来潮，或月经周期已建立后又中断6个月以上者，称"闭经"。前者称"原发性闭经"，后者称"继发性闭经"。其有虚实之分。虚者多因肾气不足，冲任虚弱；或肝肾亏损，精血不足；或脾胃虚弱，气血乏源；或阴虚血燥导致精血亏少，冲任血海空虚，源断其流，无血可下，而致闭经。实者，多为气血阻滞，或痰湿流注下焦，使血流不通，冲任受阻，血海阻隔，经血不得下行而成闭经。临床常见有气血虚弱、肾气亏虚、阴虚血燥、气滞血瘀、痰湿阻滞或虚实夹杂等复合病机。

【临床应用】

朱氏[8]治疗卵巢早衰继发性闭经30例，中医辨证以肾阴虚为主，平均年龄37.2岁，平均病程为1.5年。以左归丸为基本方，加阿胶、女贞子、当归、柴胡。面色萎黄，神疲乏力，脉细弱者加黄芪、党参，胸胁胀满，脉细弦者加制香附、广郁金，纳食不香、脾运不健者加山楂、神曲、茯苓。3个月为1个疗程。治愈15例，好转13例，无效2

例，总有效率为93.33%

【病案举例】

路某，30岁，已婚。1996年10月10日初诊。经闭16个月，伴头晕乏力，腰膝酸软，发稀脱落，服中西药无效。刻诊：面色晦暗，精神萎靡，舌淡红，苔白，脉沉细弱。辨证为肾精亏虚，冲任失养。治宜补肾填精。予左归丸加减：熟地黄24g，山茱萸12g，山药12g，菟丝子10g，枸杞子15g，鹿角胶（烊）10g，龟板胶（烊）10g，当归10g，牛膝10g，炒白芍药10g，川芎6g。3剂，每日1剂，水煎，早、晚各服1次。

1996年10月14日二诊：服药后少腹隐痛，阴道少量出血，色暗红，2日即净。继服上方5剂，自觉诸症减轻。予六味地黄丸巩固。下次经前服初诊方3剂，连用3个月经周期，经血按期来潮，经量正常[6]。

按：《医学正传》云："月水全借肾水施化，肾水既乏，则经血日以干涸。"本例患者屡经堕胎，肾精亏少，冲任失养而经闭。以左归丸方补肾填精，加四物汤养血活血，精血充足，冲任得养，经脉畅通故月经按期来潮。

三、痛经

女子正值经期或经行前后出现周期性小腹疼痛或痛引腰骶，甚至剧痛昏厥者，称为"痛经"。病位在子宫、冲任，多为"不通则痛"或"不荣则痛"。常见病因病机有气滞血瘀、寒凝血瘀、湿热瘀阻、气血虚弱和肾气亏虚等。

【病案举例】

杨某，40岁，已婚。2000年5月15日初诊。痛经12年，加重3年。1989年行输卵管结扎术后受凉遂致经行腹痛，逐年加重，常剧烈难忍，辗转反侧于床，初用一般止痛药尚效，近3年需用酚待因，甚则盐酸哌替啶方能止痛。曾经某医院检查：子宫后倾，子宫骶韧带处触及2粒黄豆大小结节，触痛明显，诊断刮宫及输卵管造影未见异常。诊为子宫内膜异位症。拒绝手术，求余诊治。询之周期尚准，经量一般，经血暗红或血块，平素腰腿酸软，遇凉少腹胀痛，带下色白量多。诊见面色暗黑，舌淡边尖有瘀点，脉弦细弱。证属肾虚血寒，胞脉失养。经期将近，治宜补肾温阳，化瘀止痛。予左归丸加减：熟地黄24g，山茱萸12g，山药12g，当归10g，菟丝子10g，枸杞子15g，鹿角胶（烊）10g，炮姜10g，吴茱萸10g，肉桂10g，莪术10g，牛膝10g，川芎10g，

炒白芍药 20g，血竭（冲）5g。3 剂，每日 1 剂，水煎，早、晚各服
1 次。

2000 年 5 月 19 日二诊：月经已来，腹痛基本消失，头晕耳鸣，腰
酸腹胀，舌淡红，边尖瘀点减少。效不更方，继服前方 3 剂。

2000 年 5 月 22 日三诊：经净，仍腰背酸困，下肢无力，舌淡红，
瘀点消失，原方去血竭、莪术，继服 5 剂。以后月经前服初诊方 3 剂，
经后服三诊方 5 剂，连用 3 个月经周期，痛经痊愈。妇科复查：子宫骶
韧带处结节消失[7]。

按：本例患者肾虚精血不足，感寒受凉，寒凝胞络，不通则痛，属
虚实夹杂证。故经期治疗以左归丸加肉桂、炮姜、吴茱萸补肾温阳；四
物汤、莪术、血竭等破瘀止痛。经后以补肾填精、温经散寒为主，故去
莪术、血竭。方证合拍，故沉疴立愈。

四、月经过少

女子月经周期正常，月经量明确减少，或行经时间不足 2 天，甚或
点滴即净者，称为月经过少。虚者多因精亏血少，冲任血海亏虚，经血
乏源；实者多由瘀血内停，或痰湿阻滞，冲任壅塞，血行不畅而月经过
少。临床以肾虚、血虚、血瘀、痰湿为多见。

【病案举例】

刘某，女，24 岁。2003 年 9 月 26 日以"月经量少"就诊。18 岁
初潮，1 ~ 2/30 天，量少，有时点滴即止，末次月经 9 月 12 ~ 13 日，量
少，色淡红，质稀薄。现症：头晕耳鸣，伴腰酸乏力，带下量少，舌
淡、苔薄白，脉沉细。此患者初潮即迟，且月经量少，腰酸耳鸣，为肾
气亏虚、精血不足，治以补肾养血调经，方用左归丸加味：熟地、山
药、山茱萸、茯苓各 12g，当归、川芎、桃仁、红花、鸡血藤各 10g，
枸杞子、菟丝子、牛膝、鹿角胶、龟胶、元参、女贞子各 15g。连用 15
天后即行经，经量较前稍多，经后 5 天服上方加陈皮、砂仁各 10g。连
服 3 个月经周期后经量如常，守方继服 2 个月，半年后随访月经
正常[8]。

按：《素问·上古天真论》云："女子七岁，肾气盛，齿更发长，
二七而天癸至，任脉通，太冲脉盛，月事以时下。"说明月经的产生以
肾气为主导，故《傅青主女科》谓："经水出诸肾。"此患者初潮迟，
月经量少，伴腰酸等，显然为肾虚、精血不达所致，故治以补肾养血、
活血调经，用左归丸加味。方中菟丝子、牛膝、鹿角胶补肾气；熟地、
山茱萸、枸杞子、龟胶、元参、女贞子滋补肾阴；山药、茯苓健脾和

中；当归补血养血；川芎、桃仁、红花、鸡血藤活血调经，使肾气旺、精血足，冲任得养，经血如常。

第二节 带下病

一、带下过多

带下过多是指带下量明显增多，色、质、气味发生异常，或伴有全身或局部症状者。本病的主要病机是湿邪伤及任带二脉，使任脉不固，带脉失约。湿邪是导致本病的直接原因，但有内外之别。脾肾肝三脏功能失调是其内因：脾虚湿蕴；肾阳虚衰，气化失常，水湿内停；肝郁侮脾，肝火挟脾湿下注。外湿多因久居实地，或涉水淋雨，或不洁性交等。带下量多，色白或淡黄，质稀薄，或如涕如唾，绵绵不断，无臭者，属虚属寒；色黄，质稠，有秽臭者属实热。

【病案举例】

宋某，女，32岁，农民。1992年6月19日初诊。带下1年多，曾多方求治，服多种中西药物无效。妇科检查为"阴道炎、宫颈炎"。刻诊：形体消瘦，带下量多，黄白相兼，质黏腻，有臭气，小便黄少灼热，头晕目眩，五心烦热。腰膝酸软，精神萎靡，舌红，苔薄黄而腻，脉细略数。此乃肾阴不足，虚火偏旺，复感湿热之邪，经带失固。治宜益肾滋阴，清热燥湿止带。方用左归丸和清带汤（自拟方）加减：熟地20g，山萸肉15g，川牛膝、菟丝子、龟板胶（烊）各10g，女贞子20g，地骨皮15g，黄柏、白芷各10g，木槿花12g，白鸡冠花、椿根皮各15g，白蔹30g，山药30g。上药7剂，带下大减，眩晕、腰酸、烦热皆缓；守方随症加减服至30剂，病告愈，随访4年未发[9]。

按：本例为肾阴不足，相火偏旺，阴虚失守，复感湿热之邪，伤及任、带二脉，固摄无权，而成带下。故以左归丸去鹿角胶、枸杞，加女贞子、地骨皮补肾填精，滋阴潜阳，清虚热，且兼固摄之功；清带汤（黄柏、白芷、木槿花、鸡冠花、椿根皮、白蔹）清热燥湿以止带。诸药合用，使得阴精得充而能内守，相火得平，热清湿化，带下自愈。《沈氏女科辑要笺正·带下》归纳带下病机"总不外湿火、相火、阴虚不守三途而已"，诚非虚言。

二、带下过少

带下过少是指带下量明显减少，导致阴中干涩痒痛，甚至阴部萎缩者。病机主要为肝肾亏损，或血枯瘀阻。

【临床应用】

胡氏[10]认为带下过少其根本原因是肾虚，故带下过少应从肾论治。其在临床中将此病分为肝肾阴虚、肾虚肝郁、脾肾两亏、肾阴阳两虚等4型。对肝肾阴虚型患者主张用左归丸合二至丸加减，药物：生地黄、熟地黄、山茱萸、淮山药、龟板胶、杭白芍、菟丝子、女贞子、枸杞子、旱莲草、紫河车、黄精、丹皮。肾虚肝郁型用左归饮合逍遥散加减，药物：生地黄、山茱萸、淮山药、茯苓、枸杞子、当归、白芍、柴胡、白梅花、合欢皮、炙甘草。治疗有一定疗效。

第三节　产后病

一、产后虚劳

产后虚劳多因素体禀赋不足之妇，产时失血较多致虚，产后失于调理，因虚致损成劳。症见气短乏力，面色萎黄虚浮，精神疲乏，四肢酸沉，腰膝酸软，皮肤干燥，毛发脱落，少乳闭经，性欲淡漠等。

【病案举例】

孙某，女，28岁，农民，1993年11月4日初诊。有2次堕胎史，怀孕8个月时，即感手足心热，腰酸，乏力。此次分娩时失血较多，产后1周，手足心热渐甚，眩晕耳鸣，腰膝酸软，步履足底作痛，面色不华，气短懒言，精神疲乏，多方诊治，收效甚微，迄今近一载。舌红，苔薄白而干，脉细稍数。此乃真阴不足，精髓内亏，气血两虚之候。治宜滋肾填精，补益气血。方用左归丸加减：熟地30g，女贞子、炙黄芪、党参、当归各20g，山药15g，山萸肉、菟丝子、川牛膝、龟板胶（烊）各10g，白薇12g，地骨皮15g。上药连服10剂，虚热未作，按原方据证调治20天，诸症告瘥[9]。

按：本例患者，数次孕育，产时失血，而成虚损。虚热、眩晕、耳鸣、腰酸、神倦、乏力诸症迭起。故予左归丸去鹿角胶、枸杞，加黄芪、当归、党参、女贞子峻补肝肾气血；白薇、地骨皮清其虚热，共奏其功，使虚损得复。

二、产后痉证

产后痉证是指产后发生四肢抽搐，颈项强直，甚至口噤，角弓反张，又称为"产后发痉"，是古人称新产三病之一，在《金匮要略》中已有论述。本病发生，多因产后亡血伤津，心肝血虚，筋脉失养；或亡血复汗，邪毒乘虚直窜气血筋脉所致。临床分为阴血亏虚型和感染邪毒型，前者治宜养血熄风为主。后者实为产后"破伤风"证，病情严重，若治疗不及时，可危及生命，治宜解毒祛风镇痉。

【病案举例】

魏某，女，32岁，农民，1980年4月5日初诊。患者于1年前生第二胎以后，经常出现两手抽搐，后逐渐加重，发展至全身痉挛，当地医院诊为"低血钙性抽搐"，后经某省级医院诊断为"甲状腺功能减退"。近来发作频繁，每日数次，发作时两手紧握，口噤不开，目睛直视，每次持续3分钟，故常备葡萄糖酸钙静脉注射。患者面色憔悴，身体瘦弱，脉细弱，舌淡苔薄。辨为"产后痉证"，病机为肝肾阴虚，治当填补肾精，养血柔肝。方用左归丸加味：熟地、山药、枸杞各15g，山萸肉、菟丝子各12g，龟板、鳖甲、当归、白芍、川芎、天冬各9g，鹿角胶6g，水煎服。服药15剂后，病情大减，数日乃发一次，每次发展也仅两手轻微抽搐，乏力。上方加党参15g，又服药40剂。诸症消失，查血钙正常，随访3年未复发[11]。

按：病者因生产后伤精耗血，导致阴血亏虚不能濡养筋脉，筋脉失养，故身体瘦弱；血虚生风，故易两手抽搐，乃至全身痉挛，口噤不开、目睛直视等；血虚不能上荣头面，故面色憔悴；脉细弱，舌淡苔薄，皆为阴血亏虚之候也。故以左归丸去下行之牛膝，加鳖甲、白芍、天冬增强补阴之效，白芍又能柔肝缓急。又以当归、川芎活血通络祛风，所谓"治风先治血，血行风自灭"也。然愚意以为此方滋阴有余，熄风不足，可酌加天麻、钩藤等。

第四节　妇科杂病

一、绝经前后诸症

绝经前后诸症又称更年期综合征，是妇女卵巢功能衰退，性激素水平下降，造成内分泌和神经平衡失调，出现精神和植物神经系统的症状。如：潮热、汗出、失眠、烦躁、月经失调等。多见于45～55岁左右的妇女，其发病率高，重者会影响工作和生活。

【临床应用】

王氏等[12]认为妇女在绝经前后，肾气渐衰，天癸将竭，冲任脉虚，精血不足，生殖机能渐退以至消失，脏腑机能因之衰退，阴阳失于平衡而导致诸多症状，肾虚是致病之本。用左归丸加柴胡、桂圆肉、当归、柏子仁、砂仁等，治疗更年期综合征160例，10天为1个疗程，3个疗程统计疗效，结果治愈146例，好转14例，总有效率为100%。本方有调整阴阳，调和脏腑，调理气血的功能。李氏等[13]认为绝经前后诸症其根本病机在于肾阴亏于下。用加减左归丸治疗。阴虚火旺，烦躁易怒加丹皮、白芍、钩藤、石决明；心烦多梦、夜寐不安加夜交藤、酸枣仁、远志、合欢皮；汗多者加白芍、浮小麦、麻黄根。10 天为 1 个疗程，连服 20 天。共治疗 54 例患者，治愈 45 例，好转 6 例，未愈 3 例。总有效率为 94.44%。李莉等[14]对 72 例患者采用左归丸治疗，20 天为 1 疗程，共治疗 3 疗程，月经紊乱、汗出、潮热、情绪、睡眠等症状均有不同程度的改善，总有效率为 90.28%。黄氏[15]用归脾合剂合左归丸治疗更年期失眠症 33 例，服法：归脾合剂，每日早晚 2 次，每次 20ml。左归丸，每日早晚 2 次，每次 10g。连服 2 个月为 1 个疗程。观察期间停服所有可能影响本药疗效的药物。结果临床痊愈 10 例，显效 8 例，有效 11 例，无效 4 例。总有效率 87.87%。黄波[16]用左归丸合二至丸治疗肾阴虚型围绝经期诸症 64 例，治疗结果为临床痊愈 40 例（占62.5%），显效 8 例（占 12.5%），有效 8 例（占 12.5%），无效 8 例，总有效率 87.5%。

【病案举例】

（1）张某，女，47 岁，教师，半年来月经先后不定，经量时多时少，常感头晕乏力，面部潮热，入夜寐差。近 1 月来失眠加重，每晚最多能睡 3~4 小时，严重时彻夜不眠。白天困倦乏力，记忆力下降，严重影响了工作和生活。因担心安眠药的毒副作用而拒绝服用。就诊时诉 3 天来基本上无正常睡眠，心烦意乱，健忘，注意力不集中，腰酸肢软，不思饮食。舌质淡胖，边有齿痕，苔薄白，脉细。该患者正值更年期，阴虚阳弱，肾气渐衰，精血亏虚。因其不愿服用汤剂而予归脾合剂和左归丸进之。归脾合剂，每日早晚 2 次，每次 20ml。左归丸，每日早晚 2 次，每次 10g。2 周后复诊，自感睡眠好转，每晚能睡 4~5 小时，但仍早醒，食欲稍增。继服 2 周，每晚可睡 6 小时以上，其余症状明显好转。为巩固疗效，嘱其继服 1 月。3 月后随访，病情稳定[15]。

按：更年期综合征是以妇女卵巢功能衰退为主而产生的一组综合症状，中医认为肾虚是其发生、发展的主要原因。女性进入更年期，肾气日衰，精血亏虚，易致阴阳失调，气血功能失常，故失眠症在更年期妇女中甚为常见。肾阴不足，不能涵养肝木，肝阳偏亢，虚火上扰，魂不守舍而致失眠；肾水不足，不能上济于心，心火亢盛致失眠：阴血不足，心神失养致失眠。治疗虽以补肾滋肾调摄阴阳为主，但需兼顾脾胃，《脾胃论》指出："脾胃之气无所伤，而后能滋养元气。"脾胃气衰，则气血不足，肝肾亏损，阴阳失和。故以归脾合剂益气健脾、养心宁神，左归丸补肾滋肾，填精壮阳。两方合用共奏健脾养心，补肾填精之功，从根本上给于调治则其失眠自愈。

（2）患者，女，49岁。月经紊乱，月经提前量少，经色鲜红，头晕耳鸣，口干，腰膝酸软，烘热汗出，五心烦热，皮肤干燥，大便秘，小便黄，舌红少苔，脉弦细。辨证为肾阴亏虚。治疗方法：滋养肾阴，佐以养阳。方药：熟地、炒山药、枸杞、山茱萸、川牛膝、菟丝子、鹿角胶、龟板胶、女贞子、旱莲草。每剂用煎药机熬好，分成4小包，每日服3次，每次1包。在服药期间停服西药，1月为1疗程，3个疗程后临床症状消失，后续服成药"六味地黄丸"浓缩丸，每日2次，每次8g，以巩固疗效。

按：此为肾阴亏虚之证也，用左归丸和二至丸加减治之。左归丸中熟地、山药、山茱萸补肝肾、益精血；龟板胶、鹿角胶峻补精血，调和阴阳；再加菟丝子、枸杞子平补肝肾，川牛膝以壮腰膝。女贞子色黑，益肝补肾，旱莲草入肾，补精，益下荣上，若肾水不足以滋养肝木，易致肝肾阴虚或肝阳上亢。需要注意的是围绝经期诸症与心情因素、家庭因素有很大的关系。故在治疗中，必须对家属作必要的宣教，使其对本病有一定的认识，更加关心和理解病人，可减少本病的反复，轻轻松松地度过更年期。

二、不孕症

女子婚后未避孕，有正常性生活，同居2年，而未受孕者；或曾有过妊娠，而后未避孕，又连续2年未再受孕者，称为不孕症。前者为原发性不孕，故称"全不产"；后者为继发性不孕，故称"断绪"。

【临床应用】

不孕症是临床上一种常见病，西医药治疗常选用孕激素代替疗法，久用则抑制垂体正常分泌功能，且疗效亦不理想。中医根据辨证施治，从肝肾着手，是治疗黄体功能不健型不孕症的有效方法。孔氏将其分为肝肾阴亏、肾阳亏虚和肝郁不达三种证型。对肝肾阴亏型，用左归丸加减治疗，有一定良效[17]。黄氏[18]治疗不孕症1例，西医诊断为子宫发育不良，黄体不健，原发不孕，中医辨证为先天不足，肾精亏损，以滋补肝肾、填精益血法，予左归丸去牛膝，加当归、白芍、黄精、艾叶、肉苁蓉等治疗。月经期停服。调治半年受孕。

【病案举例】

王某，30岁，农民。1999年8月20日初诊。结婚3年未孕。16岁月经初潮，周期35～40日，经期2～3日，有痛经史，婚后月经多延后，色淡红，量少，小腹隐痛喜按，腰膝酸软，形寒肢冷，性欲淡漠，舌淡红，苔薄白，脉沉细而弱。妇科检查：外阴、阴道正常，子宫幼小，双侧附件正常。爱人体健，精液正常。辨证为肾阴阳两虚。治宜阴阳双补。予左归丸加减：熟地黄24g，山茱萸12g，山药12g，紫河车10g，龟板胶（烊）10g，鹿角胶（烊）10g，枸杞子10g，菟丝子10g，炮附子10g，杜仲10g，川椒6g。5剂，水煎服，日1剂。于月经第5~9日服用，第10~14日在上方基础上加当归10g、川芎10g、桃仁6g。服药6个月，月经正常。复经妇科检查，子宫正常大小。1年后喜告已孕2个月[6]。

按：此例患者西医诊为幼稚子宫，不孕症，中医认为由肾精亏损，肾阳衰弱所致。因肾藏精，主生殖，肾虚故见不孕及生理功能低下等一系列表现。方以大剂滋补温阳及血肉有情之品峻补精血，振奋阳气，使精血得充，阳气旺盛，任通冲盛，月经正常。经后期胞宫空虚，故以补养为主；月经中期肾气渐盛，故加少许活血通经之品，为受孕创造条件。如此调理6个月月经正常，故有孕。

2. 李某，女，30岁。2004年1月16日初诊。结婚6年，性生活正常，未采取任何避孕措施，但从未受孕。15岁初潮，4~6/25~28天，量少，色红无块，形体消瘦，腰腿酸软，心悸失眠，五心烦热，舌红少苔，脉细数。输卵管碘油造影显示通畅，妇检、B超均正常，丈夫精液常规未见异常。综合以上舌、脉、症，此患者为阴血亏虚，精亏血少故月经量少，胞脉失养，血海蕴热，故不孕。治以滋阴养血，调冲益精，方用左归丸加减：生熟地、山茱萸、当归、白芍各12g，女贞子、旱莲草、枸杞子、菟丝子各15g，丹皮、地骨皮、黄柏、牛膝、龟胶各10g。连服2个月后受孕。继以中药调理保胎治疗，现已顺产一健康女婴[7]。

按：肾为先天之本，元气之根，藏精主胞胎，主生殖。如精血不足，冲任脉虚，胞脉失养，加之血海蕴热，则不能受孕。方中生熟地、山茱萸、女贞子、旱莲草、枸杞子补益精血；当归、白芍养肝和血；丹皮、地骨皮、黄柏清热降火；菟丝子、牛膝强腰膝，健筋骨；龟胶滋阴填精，诸药调和，使精血充足，胞脉得养，虚火得降，故能受孕。

三、萎缩性外阴炎

萎缩性外阴炎是妇女外阴皮肤萎缩性病变。常见于中老年妇女。随着年龄的增长，女性身体中的内分泌雌激素开始减少，使阴道内壁变得干燥而弹性降低，阴道黏膜分泌物也减少，阴道润滑性减低致使整个阴道呈现萎缩。阴道炎症的症状包括：阴道干燥、触痛、瘙痒、分泌物

（血性）增多、反复阴道炎症、性交困难。激素的减少可能会造成：阴道上皮变薄、括约肌失去张力、失去弹性。会发生反复泌尿道感染、尿痛、尿频、尿急、小便失禁等症状。因其病因尚未明确，无特效治疗方法。近些年来认为可能与皮肤内类似内分泌活性的特殊蛋白"抑素"有关，部分病例与卵巢功能低下有关。各种年龄的妇女均有发病，但多发于绝经期妇女，中医无此病名记载。但根据病因病机及临床表现，辨证为肝肾亏损、精亏血少，治以补肝肾、填精血，方选左归丸化裁。

【临床应用】

肖氏以左归丸加减治疗萎缩性外阴炎 25 例，结果治愈 16 例，显效 9 例。疗程最短者为 50 天，最长者为 110 天，平均 80 天[19]。

【病案举例】

王某，46 岁，1989 年 4 月 8 日初诊。患者因外阴干涩灼热，阴道分泌物减少，房事疼痛 3 月。妇产科检查，外阴皮肤干燥，较肥厚，色白，皮肤光泽消失，大阴唇、会阴以及肛门周围可见花斑样皮色，触及疼痛，无法作肛内诊，活体病理检查：外阴鳞状上皮未发现角化及增生，诊断为萎缩性外阴炎，经局部用药及口服西药效果不佳。来诊见形体消瘦，面容憔悴，两侧面颊可见黑色蝶斑，头晕眼花，耳鸣，心烦失眠，大便秘结，五心烦热，月经先期，量少，色鲜红。妊 7 胎，足月产 4 胎，人工流产 3 胎。舌红苔少且干，脉细数。证属肾阴亏虚，精血内夺，劳伤肾精。治宜滋肾育精，方用左归丸加减。处方：熟地黄 24g、山茱萸、天冬、枸杞子、淮山药、龟板胶各 12g，制首乌、丹参各 15g，北河参 30g，酸枣仁 10g。用药 15 剂后，症状好转，继服 20 余剂，诸症渐除，随访 1 年一切正常[20]。

按：本病以肝肾亏损，精亏血少为特点。虚火上炎，出现头晕、耳鸣、心烦不寐等；形体骨骼失养，故形体消瘦，腰膝酸软；阴虚不能制阳，故手足心热，厥阴之脉络阴器，前后二阴为肾之窍，阴器失养以致外阴枯干，萎缩变色；精血亏少，冲任空虚所以月经量少，阴虚内热，舌红少苔，脉细数，所以治疗上以补肝肾填精血为主要方法，用左归丸而获效验。

四、阴道干燥症

外阴及阴道干燥，甚或出现摩擦痛等表现，称之为阴道干燥症。主要因肝肾阴虚，津液不荣，或脾失健运，津液不能濡润阴器所致。故临床多从肝、肾、脾三脏论治。

【病案举例】

宋某，女，30 岁，职工。1986 年 8 月 18 日诊，婚后 5 年，性生活正常。1 年前出现阴中干涩，初不介意，又难启齿，故未诊治。后日渐加重，行走不便，有碍性交，每房事则阴道涩痛，甚则出血，痛苦难忍，曾服多种中西药物均无效。查见精神萎靡，面色少华，腰膝酸软，纳可便调，舌红少苔，脉细数无力。证属肾精不足，治宜补肾益精，左归丸加减：熟地 30g，山药 18g，枸杞 15g，山茱萸 15g，牛膝 10g，龟板胶 9g，鹿角胶 6g，黑芝麻 30g，女贞子 30g。水煎服，日 1 剂，服药 10 剂，阴中干涩大减，守方继进 10 剂，阴道湿润，房事正常，诸症悉除，随访 3 年未发[21]。

按：《素问玄机原病式》云："诸涩枯涸，干劲皴揭，皆属于燥"此患者乃肾精不足，不能润养阴窍也，故出现阴道涩痛，行走不便，腰膝酸软，房事时甚则出血，痛苦难忍。气血不得上荣故而精神萎靡，面色少华；舌红少苔脉细数无力乃阴虚之像。当以滋肾润阴之品养之，故首选张景岳左归丸方，加黑芝麻、女贞子补肾益精也。

五、席汉综合征

席汉综合征是妇女性腺轴机能障碍所致，主要表现为阴毛脱落、性欲消失、月经量少或闭经、乳房萎缩或缺乳，中医无专门论述，大体归属于"虚劳"、"阴萎"范畴。

【病案举例】

周某，28 岁，14 岁月经初潮，婚后生育 1 胎，已满 6 岁，产后人流 4 次，1990 年 4 月 28 日门诊。主诉阴毛脱落、性欲消失 1 年余，同时伴有头晕目眩、耳鸣多梦、咽干口燥、腰膝酸软、溲黄便干、阴道干涩、经来量少等兼症。刻诊患者形体消瘦、乳房萎缩、舌质红、苔薄少，脉细弦略数。证属肝肾虚损，精血内亏。治以滋补肝肾。方选左归丸加味。处方：熟地 20g，山萸肉、枸杞、白芍、当归、龟板胶、鹿角胶、菟丝子、山药、白术、牛膝各 10g。予 10 剂，药后初见成效，除阴毛不可能短期内再生，性欲无明显启动外，诸多兼症皆有所好转。遂守原方续服 30 剂。1 个月后，病人欣喜相告：旬日以来，自觉阴道较前湿润，并出现性冲动，发现阴毛开始再生，其间行经 1 次，经量已趋正常，余症悉除。遂予平补肝肾的二至丸，早晚各 6g，温盐开水送服，以资巩固与善后。持续服用 2 个月后，性欲恢复正常，新生阴毛密布，形体较前丰盛，余无不适，病告痊愈[22]。

按：席汉综合征常发于产后。此例乃因频繁人流，以致肝血不足，肾精亏损，所辖失养使然。盖阴户为肝肾经脉循行之区，冲、任、督三脉亦汇集于此，脉脉相通，与肝肾关系密切。肝藏血，主调节，女人以血为本，肝血充盛，沿冲脉下行血海为月经，上行乳房为乳汁或充养乳房；肾藏精，主生长、发育、生殖，司二阴，前阴为性器官所在，肾气通于阴器，肾精生髓，充养脑干。肝肾一体，同属下焦，乙癸同源，精血互生，肝肾精血旺盛，功能协调，则阴毛茂泽，性事如常，月经量当以时下，乳汁充盈或乳房丰满，这和性腺轴的生理功能极为吻合。左归丸由熟地、山萸肉、枸杞、龟板胶、鹿角胶、菟丝子、山药、牛膝组成，加白芍、当归、白术合成新方，鹿角胶合菟丝子温养冲任，有雌激素样活性，促进性欲，在大队补阴药中，起到协调阴阳、阳中求阴、阴生阳长的作用。山药、白术健脾益气，以资生化之源和输布之力，共济补气生血。牛膝引药下行，直达病所，又助当归活血之力，使全方补而不滞。全方共奏补肝养血、滋肾填精之功。药证合拍，故能尽收其效。重补之后，又以盐水送服二至丸，以期滋水涵木，平补肝肾，缓缓收功，尽善其后。

参考文献

[1] 申芳超. 二至丸合左归丸治疗青春期崩漏 53 例疗效观察. 吉林中医药, 2008, 28 (1)：39.

[2] 王雨波. 左归丸加味治疗青春期崩漏 60 例临床观察. 国医论坛, 2007, 22 (1)：24 - 25.

[3] 范淑明, 邵华, 蒋倩如. 左归丸加减治疗更年期功血 32 例. 光明中医, 2008. 23 (11)：1739.

[4] 井国庆. 左归丸加减治疗更年期功能失调性子宫出血 236 例. 实用中医内科杂志, 2005, 19 (6)：564.

[5] 黄晓清. 中药左归丸合妈富隆治疗围绝经期功血 48 例. 福建中医药, 2007, 38 (4)：40.

[6] 王淑云. 左归丸治疗妇科病举隅. 河北中医, 2001, 23 (11)：837.

[7] 张君满. 左归丸加减在妇科疾病中的应用. 四川中医, 2007, 25 (5)：85.

[8] 朱也君. 加味左归丸治疗卵巢早衰继发性闭经 30 例. 辽宁中医杂志, 2008, 35 (3)：407.

[9] 管荫槐. 左归丸临证应用举隅. 南京中医药大学学报, 1996, 12 (4)：52 - 53.

[10] 胡洪瑞. 带下过少从肾论治. 山东中医杂志, 1997, 16 (11)：487 - 488.

[11] 陶汉华. 补肾方临床应用体会. 山东中医杂志, 1988, 7 (3)：18 - 19.

[12] 王淑云, 刘玉蕾. 加味左归丸治疗更年期综合征 160 例. 陕西中医, 2007,

28（9）：1178.

［13］李素琴，张宏亮．左归丸加减治疗绝经前后诸症 54 例.四川中医，2005，23
（6）：75.

［14］李莉，孙竹青．左归丸治疗更年综合征 72 例．上海中医药杂志，2001，35
（3）：26－27.

［15］黄晓莺．归脾合剂合左归丸治疗妇女更年期失眠症 33 例．中成药，2007，29
（3）：附 15－16.

［16］黄波．左归丸合二至丸治疗肾阴虚型围绝经期诸症 64 例．现代医药卫生，
2008，24（3）：404.

［17］孔斌．从肝肾论治黄体不健型不孕症．上海中医药杂志，1996（9）：18－19.

［18］黄时浩．左归丸治验 3 则．新中医，2004，36（3）：64.

［19］肖钢．左归丸加减治疗萎缩性外阴炎 25 例．新中医，1987，（1）：38－39.

［20］刘兰芬，梁永刚．左归丸加减治疗萎缩性外阴炎 15 例．中医药研究，1994，
（3）：29－30.

［21］孙维民．阴中干涩治验 2 则．实用中医内科杂志，1989，3（1）：33.

［22］刘春煦．左归丸加味治疗席汉氏综合征．甘肃中医，1998，11（2）：33.

第五章

男 科 疾 病

第一节　前列腺增生

前列腺增生症（BPH），旧称前列腺肥大，是中老年男性泌尿生殖系统的一种多发病，为前列腺的一种良性病变。其发病原因与人体内雄激素与雌激素的平衡失调有关。病变起源于后尿道黏膜下的中叶或侧叶的腺组织、结缔组织及平滑肌组织，形成混合性圆球状结节。以两侧叶和中叶增生为明显，突入膀胱或尿道内，压迫膀胱颈部或尿道，引起下尿路梗阻。病变长期可引起肾积水和肾功能损害。还可并发结石、感染、肿瘤等。严重影响患者的生活质量，给患者造成极大的痛苦。此症属于中医"癃闭"、"淋证"等范畴，临床分为肾气不足、气滞血瘀、热毒郁结三个证型，中医治疗对其有较好的疗效。

【病案举例】

（1）房某，男，62岁。尿频，排尿困难3年。夜尿频起5~6次，尿流细，尿线无力，近半年来小便点滴而下，色黄，平素腰膝酸软，神疲乏力，少寐多梦，口干渴，舌红苔少，脉细数。前列腺B超示：4.86cm×3.27cm×2.91cm，残余尿50ml。诊断为"前列腺增生"，证属肾阴亏虚，治宜补肾阴，利水道。处方如下：熟地、炙黄芪、炒酸枣仁各30g，山萸肉、山药、菟丝子、枸杞、鹿角胶、花粉各15g，龟板胶、山甲珠各6g，牛膝12g，泽泻、路路通各9g。水煎服，日1剂。6剂后复诊，自述排尿有力，尿滴沥明显减轻，夜尿次数亦减，余症亦轻，继服上方1月后，小便如常[1]。

按：前列腺增生症属中医"癃闭"范畴，中医治疗多自湿热、血瘀、脾肾阳虚等入手，但肾阴亏虚者临床并不少见，故于左归丸中少佐山甲、路路通等活血散结之品，取补中有泻，补而不滞之意，临床治疗多例，均能药到病除。

（2）倪某，男，64岁，1999年9月24日初诊，患者有前列腺肥大病史。近期劳倦力乏，腰膝酸软，夜尿频多，舌红苔薄，脉细数。诊断为前列腺增生性尿频，属中医肾阴阳俱虚证。拟益肾助阳法，以左归丸加减，药用：鹿角片（先煎）、炙龟板（先煎）、生地黄、熟地黄、大枣、枸杞子各 12g，山萸肉 6g，丹皮 12g，知母 6g，黄柏、金樱子各12g，桑螵蛸、覆盆子各 15g，菟丝子、益智仁、怀山药、杜仲、炒白术、潼蒺藜各 12g。服药 7 剂获效，共服药 22 剂病愈[2]。

按：尿频是前列腺增生的症状之一，初起是夜尿次数增加，尤其在入睡前或失眠时尿频，其尿量不多，随病情发展、膀胱残余尿量增多，尿频亦逐渐加重，可发展至尿滴沥或尿失禁，此类患者一般都见于老年患者，常伴见腰酸目眩，肢体易疲乏。舌红，脉细数。B 超检查结果均示：前列腺肥大，有的可见残存尿液，中医辨证为肾虚膀胱气化不利致小便点滴不爽尿频。诊断为肾虚尿频；治以益肾固本法，拟用左归丸加益智仁、台乌药、覆盆子、黄柏，知母。一般服药 10 剂即可收效，然后根据个体特点守法调理巩固疗效。

第二节 慢性前列腺炎

慢性前列腺炎是男科常见病、多发病。常见的症状有尿道灼热、下腹部和会阴部酸胀疼痛、尿频、尿急、腰酸腿软、乏力、失眠、健忘、遗精、阳痿及早泄等。有半数以上的慢性前列腺炎患者便后有白色黏液从尿道溢出，内裤常有污迹等，育龄男子可引起不育症。由于其病因、病理改变、临床症状复杂多样，并对男性的性功能和生育功能有一定影响，严重地影响了患者的生活质量，使他们的精神与肉体遭受极大的折磨，对社会造成了巨大的危害。

目前，西医对慢性前列腺炎主要用抗生素治疗，且易复发，中医虽无前列腺炎的病名记载，但对其所引起的临床症状有相应的认识，在治疗上也有独到之处。中医文献中并没有慢性前列腺炎的病名记载，但是，根据其临床表现可归属于"精浊"、"淋浊"、"白淫"、"癃闭"、"腰痛"等范畴。辨证临床上分虚实两证。实证常见湿热型、瘀血型。虚证常见中虚型、肾虚型。湿热型伴有发热、尿频、尿急、尿痛、口干口苦等。瘀血型伴有小便滴沥涩痛、血尿，舌质紫或瘀斑，脉涩等。中虚型伴有神疲乏力、心悸自汗等。肾虚型伴有腰痛、五心烦热、低热、颧红等。总的治法以清热利湿，活血祛瘀，健脾补肾为主。

【病案举例】

曲某，男，26 岁，阴茎、会阴部疼痛 2 年余。患者自 1995 年发病，小便末阴茎疼痛，会阴部疼痛不适，无尿急尿频等膀胱刺激征，曾用环丙沙星、罗红霉素等药物治疗无效，亦曾服用中药，效不显著。来诊时情绪低落，神疲倦怠，自述腰膝酸软，肛周刺痛，手足心热，纳差失眠，盗汗遗精，肛诊前列腺光滑，质韧，左叶压痛明显，EPS 常规显示卵磷脂小体（＋），白细胞 3～5 个（高倍镜下），B 超诊断为前列腺炎。舌红苔薄黄，脉弦细。治宜补肾固精，疏肝柔肝，方用熟地、生地各 20g，山茱萸、枸杞子、山药、当归、菟丝子、金樱子、白芍各 15g，牛膝、柴胡各 12g，龟板、穿山甲、水蛭各 6g。水煎服，日 1 剂，药渣煎汤熏洗会阴，每晚 1 次，6 剂后复诊诸症明显好转。效不更方，继服 15 剂，阴茎、会阴部疼痛基本消失，心情亦为畅快。改为丸剂，每日 3 次，每次口服 9g。巩固疗效，随访半年病情无反复[1]。

按：本病西医治疗多以抗生素为主，难获良效。中医责之于下焦湿热，投以清热利湿通淋之品。然久病必虚，久病必瘀，究之本病例乃肝肾阴虚，气血瘀滞之虚实夹杂之证，以阴虚为主，故治宜滋阴补肾，佐以疏肝活血，药证相符，故有良效。

第三节　阳　萎

阳萎是指男性有性欲要求，但阴茎不能勃起或勃起不坚，或不能维持其硬度而射精，是男性常见的性功能障碍症之一。阴茎完全不能勃起者称为完全性阳痿，阴茎虽能勃起但不具有性交需要的足够硬度者称为不完全性阳痿。引起阳痿的原因很多，一是精神方面的因素，如夫妻间感情冷漠，或因某些原因产生紧张心情，可导致阳痿。如果性交次数过多，使勃起中枢经常处于紧张状态，久而久之，也可出现阳痿。二是生理方面的原因，如阴茎勃起中枢发生异常。一些重要器官如肝、肾、心、肺患严重疾病时，尤其是长期患病，也可能会影响到性生理的精神控制。其发病率随年龄的增高而升高。

【临床应用】

樊氏对阳萎属肾阴亏虚型，症见阴茎能勃起，举而不坚，或历时短暂，伴五心烦热，头晕耳鸣，腰膝酸软，两目干涩，舌质红苔白，脉细，治以滋补肾阴，填精起痿，方选左归丸加减有效[3]。

【病案举例】

夏某，男，57 岁，2000 年 3 月 30 日来诊。患腰酸阳萎已 2 年，来诊时见精神萎软，头眩，腰及尾间部酸楚，舌苔薄，脉细缓。诊断为肾虚阳萎，治以益肾助阳，用左归丸加减，药用：鹿角片、生地、熟地各 12g，菟丝子 15g，巴戟肉、淫羊藿、炒川芎、炒当归、仙茅各 12g，山萸肉 6g，怀牛膝 12g，潞党参 20g，干菖蒲 12g，服药 18 剂应效，共服药 32 剂而症缓[2]。

按：《素问·痿论》曰："思想无穷，所愿不得，意淫于外，入房太甚，宗筋弛纵，发为筋痿，及为白淫。阳明虚则宗筋纵。"《诸病源候论·虚劳阴痿候》说："劳伤于肾，肾虚不能荣于阴器，故萎弱也。"在临床上，阳痿常伴见精神萎靡，腰膝软，脉细软无力，舌淡苔薄白。中医辨证认为肾主藏精，肾气盛则精旺作强，肾气衰则生殖能力减退，性功能发生障碍。正如《类证治裁》所言："男子二八而精通，八八而精竭，阳密则固，精旺则强，伤于内则不起。"阳痿之证尤以肾阴肾阳两虚者居多。此患者亦为肾虚阳萎。治以滋水壮阳为法，用左归丸加巴戟肉、仙茅、淫羊藿、炒当归、炒川芎、潞党参、干菖蒲，滋肾水不忘壮肾阳，壮肾阳并能益肾水，阴阳并补，气血同调，使肾气渐充，则精旺作强也，药证相符，故能有效。临床一般服药 15 剂而应效，然后可根据个体情况可守法调理以善其后。

第四节　早　　泄

　　早泄属于射精功能障碍的范畴，是指射精发生在阴茎进入阴道之前或正进入阴道时，或进入阴道后不久即泄精。

　　【病案举例】

　　王某，39 岁，早泄半年来诊。已婚 14 年，育子，原来性生活满意，近半年来因为工作紧张劳累出现早泄。阴茎勃起正常，但插入即泄，性欲尚可。伴乏力、潮热、盗汗、五心烦热，失眠多梦，舌尖红苔薄黄，脉细数。证属肝肾阴虚，治宜补益肝肾，安神定志。方用熟地30g，生地、枸杞子、山药、当归、菟丝子、女贞子、地骨皮、怀牛膝、夜交藤、合欢各15g，龟板、鹿角胶、山茱萸各9g，远志、黄柏各12g，炙甘草3g。水煎服，日 1 剂，嘱平日调畅情志，饮食作息规律。15 剂后复诊早泄已愈。改为丸剂，口服，每日 2 次，每次9g。随访 1 年病情无反复[1]。

　　按：《诸病源候论》曰："肾气虚弱，故精溢也，见闻感触，则劳肾气，肾藏精，令肾弱不能制于精，故因见闻而精溢出也"。早泄属男性性功能障碍，青、中、老年均有发病。据笔者所见，中老年患者多为肝肾阴虚证，以左归丸为基本方随症加减，调补肝肾之阴，同时注意调畅患者情志及饮食作息，往往能获良效。

第五节　精液异常不育症

　　精液异常不育症是指育龄夫妇结婚 2 年以上，性生活正常，女方经检查生育能力正常，不采用避孕措施而女方未怀孕。不孕原因系由男方精子的产生或输送障碍，精液清稀等精液异常而导致。《诸病源候论·虚劳诸候》曰："精清如水"，"冷如冰铁"，"精不射出"等记载，相似于现代医学所谓的精液量 < 2ml，精子数 < 40×10^6 个，精子活动力差，精液液化时间 > 1 小时等的异常现象。患者在临床上常表现有性欲减退或正常，精液稀薄且少，头晕耳鸣、神惫乏力，腰膝软，遗精或滑精等症。舌淡苔薄，脉沉细弱。

【临床应用】

霍氏等将 132 例男性精液异常不育症病人随机分为治疗组 68 例，口服生育灵（生地 20g，熟地 15g，砂仁 10g，山药 25g，山茱萸 15g，茯苓 25g，泽泻 15g，丹皮 25g，仙茅 25g，仙灵脾 15g，肉苁蓉 15g，巴戟天 15g 等）每日 1 剂，分 2 次分服；对照组 64 例，口服左归丸，每日 2 次，每次 1 丸。两组均 2 个月为 1 疗程。结果：治疗组总有效率为 82.36%，对照组总有效率为 56.25%。结论：自拟生育灵较左归丸更能明显增加精子数量，提高精子活力，治疗男性不育症疗效可靠[4]。

辜氏[5]以左归丸加黄芪治疗精子异常 43 例。根据症状临症加减：肾虚伴湿热下注，精子中有白细胞，并见小便短赤，下肢酸困，舌红苔黄腻，加黄连、黄柏、泽泻；气虚明显，精子不液化，活动率低于 40%，见头晕目眩，神疲乏力，舌淡苔白，加仙茅，改黄芪为炙黄芪，阳虚明显，精子不液化，活动率低于 20%，阳痿，腰膝酸软，舌淡胖，加附片、肉桂、五味子、黄芪改炙黄芪；阴虚明显，精液量少于 3ml，精子密度低于 15×10^6/ml，死精子数大于 60%，加桑椹子，加重龟胶用量。每日 1 剂，分 2 次服。30 天为 1 个疗程，治疗时间最短 1 个半疗程，最长 5 个疗程。结果治愈 35 例、显效 6 例，有效率为 95.35%。

【病案举例】

沈某，男，28 岁。2000 年 10 月 21 日诊。婚后夫妻同居已 3 年，性生活正常但未怀孕。来诊时诉性欲不旺，腰膝酸软，当地精液常规测得精子活力为 60%，精液量少。舌苔薄，脉细数。诊断为精子异常不育，属中医肾阴阳两虚证。治以益阴壮阳为法，拟左归丸加减，药用：鹿角片（先煎）15g，炙龟板（先煎）12g，菟丝子 15g，巴戟肉、肉苁蓉、仙灵脾、仙茅、补骨脂各 12g，熟地 15g，杜仲 12g，大枣、枸杞子、怀牛膝各 12g，肥知母 6g，丹皮 12g。服药 24 剂后，女方月经到期未潮，男方停服中药，后观察到女方确实已经怀孕[2]。

按：此例患者，先天禀赋不足，素体虚赢，加之工作生活压力较大，故而出现上述之症，中医辨证属肾阴阳两虚。治以益阴壮阳法，拟用左归丸滋其肾阴，应用仙茅、仙灵脾补肾壮阳，肉苁蓉、巴戟天温肾助阳，益肾填精，补骨脂、杜仲壮其肾气，强其筋骨。知母、丹皮清其虚热，兼通瘀滞，并大枣调佐诸药。诸药合用，补肾强精，调养气血，改善生殖系统的血液循环，提高睾丸的生精功能，增强精子的活动质量，提高精子数量，达到强精助育之功。病机切中，加之其年岁尚轻，故服药 24 剂，便收良效。笔者治疗此证，临床服药时间以女方 1 个月经周期为 1 个疗程，一般 2 疗程便能使女方受孕而结束治疗。

第六节　精液不泄

【病案举例】

张某，男，27 岁。婚后阳痿不举，予肉桂、附子、巴戟天、阳起石、仙茅、仙灵脾等温肾壮阳、滋补命门之品，但久不泄精，且多汗，无以对策，后忽悟出，妇人有下为经水，上为乳汁之说。乳汁少或不通可用通透法，此亦可仿其意乎？遂宗张景岳"左归丸加透乳之品，药用：熟地、山药、山萸肉、枸杞、菟丝子、鹿角胶、龟板胶、穿山甲、王不留行、漏芦、通草、皂角。连服 3 剂，精通且汗症止。

后宗此法，治疗 12 例，均获痊愈。药物剂量按病情加减[6]。

按：此案妙在思维之灵活也。能借妇女下为经水，上为乳汁之说，而于补肾药中佐以通乳之品治疗精液不泄之症，而又应手获效，颇为难得。

第七节　性交性头痛

性交性头痛是指性活动中出现的头痛，呈良性病程，又称良性性交性头痛。情绪紧张是常见的促发因素。本病的发生既有血管因素，又有肌收缩因素。在性交的过程中，交感神经兴奋引起血压上升、心跳加快、颅压升高，同时全身骨骼肌处于高度收缩状态，这些都可使疼痛敏感结构受到刺激而产生头痛。此头痛可因手淫或性交引起，男女没有明显差别，随兴奋的增高出现双侧头部钝痛或胀痛，当达到性高潮时头痛十分剧烈，一般头痛持续半小时到 1 天不等。如果在达到性高潮前停止性活动，可预防或减轻头痛。良性性交性头痛的治疗，可选用心得安或消炎痛预防发作，或选用安定等肌肉松弛剂。对于高血压患者和以前性交未曾出现头痛者，突然性交后出现剧烈的头痛，应考虑有脑出血的可能。青壮年在性交生活中突然出现头痛，往往有蛛网膜下腔出血的可能。

【病案举例】

赵某，男，26 岁，工人，1993 年 5 月 8 日初诊。主因同房时头痛

20天就诊，患者1993年元月结婚，因在外地地质队工作，婚后1个月两地分居，近因休假探亲回家，20天来每于同房时头痛，始于后枕部，继而痛及全头部，呈胀痛，且逐渐加重，射精前尤甚，射精后伴有汗出身倦，头痛持续4天方能逐渐消失，下次同房时再次出现，每次同房性欲较迫切，但同房时间短，约1分钟左右即射精，伴头晕耳鸣，腰膝酸软，两颧潮红，烦躁易怒，身倦乏力，舌红少苔，脉细数，证属肾阴不足，相火妄动，治宜滋肾填精，重镇潜阳，方用左归丸加减：熟地黄、黄精、生枣仁、生龙牡（先煎）各30g，山茱萸、枸杞子、山药、龟板胶、鹿角胶、知母、菊花各10g，黄柏、白芍、夏枯草各15g，太子参20g。每日1剂，服药期间禁房事，服药3剂，诸症减轻，连服20剂，诸症消失，次年8月路遇，问及旧疾，未再复发[7]。

按：患者平日思虑过度，分居1月，思妻心切，思虑不得，加之操劳过度，暗耗阴精。肾水不足，不能制火，以致相火妄动，上犯清窍，尤其性交之时，操之过急，相火动甚，不得肾水佐制，故而头痛渐重。肾阴不足，故而头为胀痛，绵绵不休，同房时间短，伴头晕耳鸣，腰膝酸软，两颧潮红，身倦乏力，相火妄动故烦躁易怒，性欲迫切。治当以左归丸去菟丝子、牛膝加黄精滋肾填精，龙骨、牡蛎重镇潜阳，枣仁、白芍滋阴安神，佐以知母、黄柏、菊花、夏枯草清热祛火，诸药合用，虚实同治，切中病机，故有良效。

第八节　男性更年期综合征

男性更年期综合征是部分男性在中年以后因机体代谢和性腺功能发生生理性衰退而引起体内一系列平衡失调，使神经系统机能及精神活动稳定性减弱，出现以植物神经功能紊乱、精神心理障碍和性功能改变为主要症状的一组症候群。多发生于50～55岁以上的中老年男性，因西医使用雄激素补充疗法治疗本病可能存在的潜在副作用，使得中医药对本病治疗的研究成为热点。据男性更年期综合征的临床表现，中医学多从"虚劳"、"心悸"、"不寐"、"郁证"、"脏躁"、"阳痿"等方面论治。其病因病机复杂，男性随着年龄增长，肾气日衰，机体阴阳失衡，导致肝、心、脾脏腑功能失调以及痰瘀内阻等病理改变。病机上以肾虚为基础，寒热虚实夹杂。

【病案举例】

张某，男，59岁。初诊于1987年10月4日，病起5～6年，常心烦、失眠、寐则易惊，甚则夜半惊叫，乍凉乍热。常在某精神病院门诊，服用调节植物神经药物，症状时轻时重，因此病不能坚持上班而提前退休。刻诊：心烦，失眠，易惊，心悸，记忆力差，咽喉干燥，头晕耳鸣，早泄，性欲减退，腰膝酸软，脉沉细数，舌红少苔。此乃肾水亏虚，水不济火，心肾不交所致，治宜壮水制火，交通心肾，静摄心神。方宗左归丸合交泰丸之意：大熟地、枸杞、菟丝子、潼蒺藜、女贞子各12g，淮山药15g，山萸肉、川牛膝各10g，川连3g，肉桂2g，日1剂，连服1个月，诸症好转。以上方10倍用量，另加阿胶250g，蜂蜜500g，胡桃肉250g，冰糖500g，熬成膏剂服至来年春天病愈[8]。

　　按：《素问·阴阳应象大论》曰："年五十，体重耳目不聪明矣。年六十，阴痿，气大衰，九窍不利，下虚上实，涕泣俱出矣。"在《千金翼方·养老大例》论曰："人年五十以上，阳气日衰，损与日至，心力渐退，……视听不稳，……寝处不安……"。此患者年近六旬，加之调养不慎，肾水亏虚也，故而出现记忆力差，咽喉干燥，头晕耳鸣，早泄，性欲减退，腰膝酸软等，肾水不足，不能上济心火，肾水衰于下，心火亢于上，故出现心烦、失眠、易惊，心悸等，脉沉细数，舌红少苔是肾水不足之象也。故用左归丸减龟板胶、鹿角胶加潼蒺藜、女贞子，合交泰丸以壮水制火，交通心肾，静摄心神。服1月好转后，改用膏剂常服，以久病缓图之意也。药证相合，故有良效。

参考文献

[1] 陈洪延，秦海光．左归丸在泌尿男科疾病应用举隅．陕西中医，1999，20（5）：234.

[2] 邹震乾．运用左归丸治疗男性病举隅．辽宁中医学院学报，2002，4（1）：39－40.

[3] 樊新爱，周书元．阳痿的辨证治疗．河南中医学院学报，2005，（1）：44.

[4] 霍毓平，李有田．自拟生育灵治疗男性不育症的临床研究．吉林大学学报（医学版），2003，29（5）：665－666.

[5] 辜大为．辨证运用左归丸加味治疗精子异常43例临床观察．中医药导报，2005，11（7）：30.

[6] 徐心体．精液不泻症治验．陕西中医，1985，（9）：418.

[7] 刘庆春．性交头痛治验．江西中医药，1995年增刊：56.

[8] 翁建新．男性更年期综合征治疗体会．江西中医药，1993，24（5）：26－27.

第六章

外科、儿科疾病

第一节　乳房疾病

乳房发育不良

乳房发育不良主要是指女性乳房内腺体组织缺少，致使双侧或单侧乳房平坦，无曲线特点的疾病，可伴有同侧胸大肌发育不良或缺如，但皮肤一般仍光整而有弹性。多为先天性疾患，也可因青春期前乳房区烧伤引起。发生在单侧者常伴胸大肌发育不良或缺如。双侧者可能系发育成熟期乳腺组织对性激素不敏感所致。乳头发育可以表现为正常。

【病案举例】

谢某，女，21岁，月经16岁初潮，此后2～3月1至，经量少，经前小腹隐痛，乳房胀而不适，精神抑郁，胸胁不舒，两侧乳房至今仍平塌不起如男子。舌绛红有津，脉弦细。此为肾阴不充，肝气不畅之证，予左归丸加味治之，熟地、山药、菟丝子各30g，山萸肉、枸杞、川牛膝各10g，鹿角胶、龟板胶各12g（烊冲），柴胡、郁金、元胡各6g。上方服至12剂，月经未及两月而至，且量较前增多，余症如前，又嘱服前方20剂，药后精力较前充沛，惟情志欲遂不达，善怒，胸胁少腹皆满胀，舌红口干，渴不多饮，尤虑乳房平塌如前，故拟下乳涌泉散投之：当归、白芍、天花粉、漏芦、穿山甲、王不留各10g，柴胡、青皮、桔梗、通草各6g，令服20剂，并劝其精神愉快，解除顾虑，配合治疗。药后果见效，乳房似有所长，于是患者情绪较为稳定，续服20剂，乳房增长，大小如同龄女子[1]。

按：患者为少女，肾气未充，阴精不足，古人云"女子以肝为先天"，又云"少女治肾"，肾为肝之母，乳通肝经，母旺则子得所养，则其乳自荣，故治宜从肝肾入手，先滋肾疏肝，用左归丸以滋肾，加柴胡、郁金、以疏肝，元胡利气止痛，诸药合用，调其精血气机，肾精渐充，肝气渐畅，经血渐常，再侧重调其乳疾也，同时全程皆应重视其情志也，盖情志不畅则伤肝，而疾更难愈也。

第二节　小儿尿频

小儿尿频是很常见的。引起尿频的原因很多，但可分为两大类。即病理性（由疾病引起的）的和生理性的。

【病案举例】

宋某，男，12岁，学生，1994年4月6日初诊。患儿父母陪同就诊：尿频1年有余，日间8～10次，夜间就寝后4～5次，小便清长，溺后余沥，多次尿检均属正常，多方诊治，未见疗效。患儿发育尚可，3～4岁时，曾因反复肺炎及其他疾病困扰，以致食欲不佳，平时好动，游戏无度，头晕耳鸣，腰膝酸软，精神疲倦，自汗，偶有盗汗，舌略红，苔薄净，脉细少力。此乃肾精不足，脾肾气虚，膀胱失约。治宜滋肾填精，益气固脬。方用左归丸加减：熟地、山萸肉、山药、煅牡蛎（先煎）各15g，龟板胶（烊）、鹿角胶（烊）各5g，菟丝子、桑螵蛸、炒白术、益智仁各8g，上方连服25剂后病愈，随访1年，未见复发[2]。

按： 患儿年幼多病，脾胃素虚，"后天之精"失充，久病耗损肾精，以致脾肾气虚，封藏固摄无权，膀胱失约，而致尿频。故用熟地、山萸肉、山药、菟丝子、龟板胶、鹿角胶滋肾填精，收敛固摄，益智仁、桑螵蛸补肾气，固脬缩尿；白术配山药补脾益气；牡蛎以熟地为使能益精收涩，止小便。药证相符，故获良效。

参考文献

[1] 王乃汉. 乳房发育不全症. 江苏中医杂志，1986，(10)：36.
[2] 管荫槐. 左归丸临证应用举隅. 南京中医药大学学报，1996，12 (4)：52－53.

第七章

五官科、皮肤科疾病

第一节 牙周病

牙周病包括仅累及牙龈组织的牙龈病和波及深层牙周组织（牙周膜、牙槽骨、牙骨质）的牙周炎两大类。临床表现为牙龈易出血，患病区牙龈充血水肿。牙周炎者可探及牙周袋，牙齿呈不同程度松动；X线可见牙周炎者的牙槽骨不同程度吸收而牙龈炎无牙槽骨吸收现象；牙龈炎主要表现为：牙龈和龈乳头变圆，纯光亮点彩消失，龈质粉软脆弱缺乏弹性，龈探诊易出血，局部有牙垢或牙结石存在。可有疼痛，溢脓，口臭等并发症状。本病属中医"齿漏"、"齿挺"、"齿断宣露"等范畴。中医认为齿属肾，龈属胃，故牙周病是一种肾虚胃热为主因的疾病，肾衰则齿豁，精盛则齿坚，虚热则齿动，齿虽属肾而满口之中皆属于胃，牙床尤为胃经络所绕，故胃火上炎必致牙周炎。在临床辨证施治中，可将牙周病分为外感风邪型、胃火炽盛型、肾虚胃热型、肝肾阴虚型、脾肾阳虚型，其中肾虚胃热型最为典型。肾虚胃热型为肾阴虚而兼胃火盛，慢性牙周病多属此型，主证为牙龈红肿，出血溢脓，牙齿松动，咀嚼无力，口臭，头晕，目眩，耳鸣，低热，颧红，手足心热，腰酸，盗汗，睡眠差，口干，便秘，胃脘嘈杂，呃逆，舌质红，苔薄黄，脉细数，尺脉弱。

【临床应用】

刘氏[1]等用中西医结合治疗牙周病41例，并设对照组38例，单纯采用西医治疗，两组患者根据牙周病类型除选用基础治疗外，同时配合口服西药磺胺类、大环内酯类、头孢类抗菌药物中的一种，同时加甲硝唑或替硝唑。（疗程1~2周，检查转氨酶或白细胞，酌情停药）。治疗组在此基础上采用中成药左归丸口服1~3个月治疗。并随症加减，牙龈肿痛明显者加服牛黄上清丸及清胃黄连丸。胃热为主者，方用玉女煎加味（生石膏31g，生地、知母、山萸肉各12g，麦冬、牛膝、丹皮各9g），外治采用香附42g，青盐15g研细末，酌加姜汁搽牙龈。以上方药每日1剂，1个疗程10~15剂。治疗期间密切观察病人出现的毒副作用。结果：对照组治疗后总有效率为 65.8%，不良反应率为 42.15%；治疗组治疗后总有效率为 90.2%，不良反应率为 26.83%，两组患者治疗后疗效以及不良反应发生率比较有显著性差异（$P < 0.05$）。结论：中西医结合治疗牙周病疗效显著，值得在临床上推广应用。

费氏[2]用左归丸合西药治疗牙周病 40 例，西药对照组 34 例，两组都用螺旋霉素 0.1g，每日 0.8g，分 4 次服用；灭滴灵 0.2g，每日 0.6g，分 3 次服用，连服 7 天后停用。治疗组在服西药基础上，加服左归丸，每日 2 次，每次 9g，连服 3 个月。结果：治疗组显效 17 例，有效 18 例，无效 5 例。对照组显效 5 例，有效 15 例，无效 14 例。治疗组优于对照组（$P < 0.05$）。

第二节　痤　疮

痤疮是发生在毛囊皮脂腺的慢性皮肤病，又叫青春痘，粉刺、毛囊炎等。发生的因素多种多样，但最直接的因素就是毛孔堵塞。毛孔堵塞以后，毛囊里面的油脂排不出来，越积越多而形成痤疮。中医认为痤疮虽生长在皮肤表面，但与脏腑功能失调息息相关，临床分为肺经风热、脾胃湿热、肝气郁结、肝肾阴虚等证型。其中肝肾阴虚型多见于 30 岁以上的成年人，皮疹色红不鲜，常见面色晦暗，色素沉着，神疲乏力，苔薄白，脉濡滑等症状，可用左归丸加减治疗。

【临床应用】

中年男女痤疮属临床上较为少见、且难治的痤疮，其起病慢、难消退、易反复，用常规的治疗方法疗效不显，故审证求因。黄氏等[3]用左归丸加减（熟地、山茱萸、山药、枸杞子、龟胶、牛膝、黄柏、知母、鱼腥草、浙贝母等）治疗男女痤疮取得一定疗效。认为中年男女痤疮其病机与青春期痤疮不同，主要是病及肾阴，阴失潜藏，虚火上炎，灼伤肺金，炼液为痰，发于头面故见痤疮。故治疗以滋补肾阴为主。共治疗 20 例，治愈 12 例，显效 6 例，好转 2 例。

参考文献

[1] 刘秀英. 中西医结合治疗牙周病 41 例疗效观察. 山西中医学院学报，2007，8（6）：47.

[2] 费瑛，吴敏. 左归丸和西药治疗牙周病的临床研究. 中成药，1997，19（5）：24－25.

[3] 黄慧琳，丛敏. 左归丸加减治疗中年男女痤疮 20 例疗效观察. 皮肤病与性病，2006，28（1）：33.

实验研究

第一章

左归丸制剂研究

【现代剂型】

丸剂（水蜜丸）

【性状】

本品为黑色水蜜丸，气微腥，味酸，微甜。

【制剂工艺】

将处方中8味中药，除鹿角胶、龟板胶外，其余6味中药粉碎成细粉，过筛，混匀。取鹿角胶、龟板胶烊化，与上述细粉混匀。每100g粉末加炼蜜10g与适量的水，泛丸，干燥，即得[1]。

【禁忌症】 孕妇忌服，儿童禁用。

【产品规格】 每10粒重1g。

【用法用量】 口服，1次9g，1日2次。也可根据病情轻重做水剂煎服。

参考文献

［1］药品标准－中药成方制剂标准，1989.

第二章

药 理 研 究

第一节　左归丸组成中药的药理研究

一、熟地黄

【主要化学成分】

熟地黄含较少量的环烯醚萜类成分，已分离得到：益母草苷，桃叶珊瑚苷，梓醇，地黄苷 A、B、C、D，美利妥双苷，地黄素 A、D，地黄氯化臭蚁醛苷等。又含单萜成分：焦地黄素 A、B、C，焦地黄内酯，焦地黄呋喃，地黄苦苷元等。又含氨基酸，也含糖类，其中单糖的含量比鲜地黄中多两倍以上。另含三羟基-β-紫罗兰酮，5-羟基野菰酸，琥珀酸，5-氧脯氨酸，5-羟甲基糠酸，尿嘧啶，尿核苷等。又从石油醚提取物中分离得到：亚油酸，棕榈酸，硬脂酸，花生酸，山嵛酸，十五酸，棕榈油酸，肉豆蔻酸，十九碳酸，二十一碳酸[1,2]。

【药理作用】

现代研究表明，熟地黄有增强人体的造血机能、抑制中枢、调节免疫、增强记忆、抗衰老及止血等作用。

1. 增强人体的造血机能

苗氏[3]等发现怀熟地黄多糖可显著提高放血与环磷酰胺并用致血虚模型大鼠的血象，提高模型大鼠血 IL-2、IL-6、EPO 的水平，实验表明怀熟地黄多糖可促进机体的造血机能。黄氏[4]等发现熟地黄多糖可明显提高单用环磷酰胺所致的血虚模型小鼠的血象，对模型所致的小鼠骨髓有核细胞下降有明显的拮抗作用，并可明显促进小鼠脾结节的形成，对于小鼠外周血象的放射性损伤，熟地黄多糖可明显对抗小鼠的全血细胞减少。久保道德[5]以血流动态、皮下温度、自发运动量为指标，用不同浓度的地黄 50% 乙醇提取物灌胃给药，结果显示熟地黄：①可明显增加红细胞内丙酮酸激酶（PK）的活性。②连续 7 天给药后，大鼠低密度部分的红细胞数明显增加，高密度部分的红细胞数减少；高密度部分红细胞与低密度部分红细胞的比率两组分别升至 1.09、1.47（对照组为 0.78）。与高密度部分比较，低密度部分的 PK 活性增强。③放血性贫血大鼠红细胞数量较放血前明显减少，在给药第 7 天（放血第 4 天）显示恢复倾向。红细胞压积、血红蛋白的增减与红细胞呈同样倾向。对缺铁性贫血大鼠的红细胞及血红蛋白减少有明显抑制作用，对红细胞压积值降低呈抑制倾向。缺铁性贫血大鼠自发运动量较正常对照组的运动量明显减少，而给药组对此有抑制作用。④低温暴露 2 小时后，大鼠皮下温度明显降低，单次给熟地黄后呈抑制倾向，连续给药 7 天对此有明显抑制作用。低温暴露 1 小时后大鼠游离脂肪酸量明显增加，熟地黄对此有进一步促进作用。⑤水浸负荷 10 分钟后大鼠皮下温度降低，60 分钟后恢复 88.5%。熟地黄对其恢复有明显的促进作用。

2. 抑制中枢作用

崔氏等[6]用熟地黄水提液及熟地黄多糖给小鼠口服给药后观察到小鼠自主活动次数明显下降，熟地黄水提液与阈下催眠剂量的戊巴比妥钠及硫喷妥钠有协同作用，同时可拮抗异烟肼对小鼠的兴奋惊厥作用，说明熟地黄具有一定的中枢抑制作用。

3. 调节免疫作用

熟地黄本身对机体免疫功能作用不太明显，但是经过现代加工提取后，因其提取方法不同，显示出不同的免疫调节作用。熊氏等[7]采用小鼠肾毒血清肾炎模型，给予熟地黄麦角甾苷口服，给药 5 天和 10 天后作肾功能及肾组织学检测。结果：给药 5 天和 10 天后，麦角甾苷 3 个剂量都能明显降低尿蛋白、尿素氮、总胆固醇；明显升高白蛋白。肾组织学检测发现 3 个给药组肾小球基底膜增厚程度均轻于模型组，肾小管蛋白管型亦比模型组轻。结果提示麦角甾苷对小鼠肾毒血清肾炎有良好的治疗作用。苗氏等[3]以放血与环磷酰胺并用致小鼠血虚模型为研究对象，连续给药 10 天，实验结束时取胸腺和脾脏作病理切片。结果熟地黄多糖可显著对抗造模所致动物胸腺和脾脏的萎缩，显著增加模型动物胸腺皮质厚度和皮质细胞数，显著增加脾小结大小和皮质细胞数。结果提示怀熟地黄多糖可明显增强和改善造模组大鼠的免疫功能。

4. 增强记忆与抗衰老作用

崔氏等[8,9]在谷氨酸单钠毁损下丘脑弓状核大鼠学习记忆障碍模型上进行学习记忆实验，结果熟地黄组与正常对照组比较有显著意义，在氯化铝拟痴呆小鼠模型上，熟地黄能延长痴呆小鼠跳台实验潜伏期，减少错误次数，表明熟地黄具有改善学习记忆障碍模型动物学习记忆能力的作用，其作用机制可能分别与提高大鼠海马 c-fos 和 NGF 的表达和调节小鼠大脑 Glu 和 GABA 的含量有关。高氏[9]应用放射免疫法、放射配体结合分析法技术，研究熟地黄对雌性小鼠老化进程中上述指标的调节作用。对照组动物随着老化进程的发展，血清中 E_2 浓度、脾细胞 ER 含量和成骨细胞 PR 含量均明显下降，并随老化程度呈阶段性变化，熟地黄组的对应指标也有所下降，但与对照组相比，PR、ER 含量的下降速度明显减慢。说明熟地黄有抵抗老化进程中血清 E_2 浓度、脾细胞 ER 含量和成骨细胞 PR 含量下降这种生理性变化的功能，有一定的抗衰老作用。曲氏的研究[10]结果提示，熟地黄对 Na^+，K^+ – ATP 酶活性有调节作用，此作用可能为其防治衰老的分子机制。

5. 止血作用

对生地黄、生地炭、熟地黄、熟地炭，分别制成每 100ml 煎液含生药 100g 或含炭药 33g 制剂。各样品按 0.8ml/20g 剂量灌胃给于小鼠，从左眼内眦、球后静脉丛取血，统计凝血时间并与生理盐水组进行比较。结果均无显著性差异（$P > 0.05$），提示地黄用于止血似不需要炮制[11]。

综上所述，熟地黄作为一味滋补佳品，其药理学研究取得了很大的进展，但目前研究基本上还停留在实验研究阶段，对其有效成分的提取分离工作进行得还不够深入，对其药理作用的机理研究还应更加系统深入。总之，对熟地黄的药理研究还有很多工作要做，相信在不久的将来，熟地黄定能在人们的日常保健中发挥越来越重要的作用[12]。

二、山药

【主要化学成分】

山药块茎含薯蓣皂苷元，多巴胺，盐酸山药碱，多酚氧化酶，尿囊素，止杈素Ⅱ。又含糖蛋白，具有降血糖作用的多糖，并含由甘露糖，葡萄糖和半乳糖。同属植物日本薯蓣块茎含三萜皂苷，尿囊素，胆碱，17 种氨基酸（比山药块茎所含的自由氨基酸缺 γ – 氨基丁酸）及无机化合物（比山药块茎所含的无机化合物缺镧）。又含具有降血糖活性的日本薯蓣多糖 A、B、C、D、E、F[13]。

【药理作用】

现代研究表明，山药有调节免疫、调整胃肠功能、降糖、降脂、抗衰老、抗肿瘤、抗突变等作用。

1. 调节免疫作用[14]

山药富含多糖，可刺激或调节免疫系统的功能。国外文献报道山药水煎液给小鼠灌胃可增加前列腺、精囊腺的重量，增强雄性激素样作用。山药多糖可明显提高环磷酰胺所致免疫功能低下小鼠腹腔巨噬细胞吞噬百分率和吞噬指数，促进其溶血素和溶血空斑的形成以及淋巴细胞转化，并明显提高外周血 T 淋巴细胞比率[15]。王苏玲等研究表明，山药的磷脂成分主要为磷脂酰胆碱，含量 60% 以上，其次为溶血磷脂酰胆碱，含量约为 11%，磷脂类成分具有提高免疫功能的作用[16]，但其作用机理尚待进一步研究。

2. 调整胃肠功能

山药为补中益气药，临床用于治疗脾胃虚弱证，据报道脾虚患者全消化道排空运动比非脾虚患者和正常人都快[17]。李树英等研究表明，山药能抑制大鼠胃排空运动和肠推进作用，也能明显对抗苦寒泻下药引起的大鼠胃肠运动亢进。胃肌电显示：山药可降低大鼠胃电慢波幅，同时能明显对抗大黄所引起的慢波波幅升高。进一步的研究还表明，山药能明显拮抗氯化乙酰胆碱及氯化钡引起的大鼠离体回肠强直性收缩，却不能对抗盐酸肾上腺素引起的离体十二指肠或回肠的抑制作用[18]。提示山药有缓解肠管平滑肌痉挛及对抗神经介质的作用，还能增强小肠吸收功能，抑制血清淀粉酶的分泌，但对胆汁分泌及胃液分泌均无明显影响。此外，山药中所含尿囊素能修复上皮组织，促进皮肤溃疡面和伤口愈合，具有生肌作用，可用于胃及十二指肠溃疡[19]。

3. 降血糖作用

山药历来是医家和民间治疗消渴病的要药。据 Maurice M 报道[20]，薯蓣属植物粗提取物对禁食大鼠和兔有降血糖作用，能控制四氧嘧啶引起的高血糖，其乙醇提取物的水溶液部分与降血糖活性有关，氯仿提取物能使饥饿的 Wistar 大鼠血糖升高。山药块茎多糖在甲醇—水 1：1 中，提取物能显著降低小鼠血糖浓度[21]。山原条二等曾用山药粉末 2g/kg 给链脲霉素糖尿病大鼠灌服 4 天，没有发现其降血糖作用[22]。而郝志奇等用山药水煎剂 30g/kg、60g/kg 灌胃 7 天或 10 天，可降低正常小鼠血糖，对四氧嘧啶引起的小鼠糖尿病有预防及治疗作用，并可对抗肾上腺素或葡萄糖引起的小鼠血糖升高[23]。

4. 抗衰老作用

早在《本经》中记载山药可以"轻身不饥延年"，现代研究也表明山药具有抗衰老作用。山药多糖具有明显的体外和体内抗氧化活性[24,25]，它能降低维生素 C – NADPH 及 Fe^{2+} – 半胱氨酸诱发的微粒体过氧化脂质的含量，并对黄嘌呤 – 黄嘌呤氧化酶体系产生的超氧自由基（O_2^-）及 Fenton 反应体系产生的羟自由基有清除作用，还能明显提高衰老模型小鼠体内红细胞超氧化物歧化酶（SOD）活力及血过氧化氢酶（CAT）活力，降低衰老模型小鼠血、脑匀浆和肝匀浆过氧化脂质

（LPO）水平。李献平等研究表明，四大怀药煎剂能显著延长家蚕寿命，而单味怀山药也能延长家蚕龄期，但作用不显著[26]。曹凯等研究表明，四大怀药能明显抑制单胺氧化酶（MAO）活性，尤以合剂组效果显著[27]。此外，四大怀药可增加体内谷胱苷肽过氧化物酶（GSH－Px）的活性，降低过氧化脂质（LPO）含量，具有一定的抗自由基作用[28]。

5. 降脂作用

国外报道以山药提纯淀粉喂食有动脉粥样硬化的小鼠，能降低类脂浓度，同时降低主动脉和心脏的糖浓度。对已饲喂过游离胆固醇和含有胆固醇食物的小鼠，山药能降低其胆固醇的浓度[29]。

6. 抗肿瘤、抗突变作用

赵氏等[30]用小鼠移植性实体瘤研究了山药多糖 RDPS－I 的体内抗肿瘤作用，结果表明，50mg/kg 的 RDPS－I 对 Lewis 肺癌有显著地抑制作用，而对 B16 黑色素瘤没有明显作用，≥150mg/kg 的 RDPS－I 对 B16 黑色素瘤和 Lewis 肺癌都有显著的抑制效果。他们进一步利用多糖化学改性方法和动物移植性实体瘤实验发现，低度羧甲基化、低度甲基化和中度乙酰化均能显著地提高多糖的抗肿瘤活性，而部分降解和硫酸酯化会使多糖的抗肿瘤活性显著降低[31]。杭悦宇等[32]认为：山药可作为抗肿瘤药及化疗的辅助保健食品，因为腹腔注射山药多糖能显著增加受环磷酰胺抑制的小鼠末梢血白细胞总数。阚建全等[33]研究发现，山药活性多糖对 3 种致突变物及黄曲霉毒素的致突变性均有显著的抑制作用。表明山药活性多糖具有抗突变活性，其作用机制主要是通过抑制突变物对菌株的致突变作用而实现的。

7. 其他作用

山药中的尿囊素具有抗刺激物、麻醉镇痛、促进上皮生长、消炎和抑菌作用，常用于治疗手足皲裂、鱼鳞病、多种角化皮肤病[34]。山药碱皮内注射，对豚鼠有局部麻醉作用[35]。魏德煜报道山药有诱生 α－干扰素作用[36]。

三、山茱萸

【主要化学成分】

山茱萸中主要成分有：①有机酸及其酯类：没食子酸、酒石酸、苹果酸。②五环三萜酸及其酯类：2α－羟基熊果酸、齐墩果酸（oleanolic acid）、熊果酸等。③环烯醚萜类：马鞭草苷、莫诺苷、马钱子素、獐牙菜苷、7－氧－甲基莫诺苷、7－脱氢马钱苷、脱水莫诺苷元、山茱萸新苷。④鞣质类：水扬梅素 D、2，3－二－氧－没食子酰－β－D－葡萄糖、1，2，6－三－氧－没食子酰－β－D－葡萄糖、1，2，3，6－四－氧－没食子酰－β－D－葡萄糖、特里马里Ⅰ、特里马里Ⅱ、异诃子素、楝木鞣质 A、B、C、D、E、F、G、喜树鞣质 A、B、五倍子酸等[37]。

【药理作用】

现代研究表明，山茱萸对骨质疏松症有防治作用，有抗休克、抑制血小板聚集、调节免疫、抗菌、降糖、抗氧化及抗衰老等作用。

1. 对骨质疏松症的防治

陈氏报道山茱萸水提液高、中剂量组能显著增加 SAM－P/6 小鼠骨皮质厚度及骨细胞数目；且高、中、低 3 个剂量组均能显著增加 SAM－P/6 小鼠的骨小梁面积[38]。

2. 抗失血性休克

用水煮醇沉法将山茱萸制成静脉注射液（1g/ml），给失血性休克的家兔颈外静脉点滴或耳静脉注入，隔 10 分钟 1 次，共 5 次，对照组以等量 NS 同种方法注入。结果实验组血压均迅速回升，回升的幅度及血压心搏波振幅平均增值均明显高于对照组[39]。

3. 抑制血小板聚集

山萸肉注射液体外给药，能明显抑制阈浓度二磷酸苷（ADP）钠盐、胶原或花生四烯酸诱导的兔血小板聚集，抑制作用随其用量加大而增强，剂量与效应相关；静脉给药也表明其能抑制 ADP 诱导的兔血小板聚集，说明整体与离体试验结果一致[40]。

4. 对心功能及血流动力学的影响

给猫静滴山萸肉注射液 $2 \sim 8g/kg$，观察对猫心功能、血液动力学及其心脏作功和耗 O_2 指标的影响。结果表明该注射液能增强心肌收缩性，提高心脏效率，扩张外周血管，明显增强心脏泵血功能，使血压升高[41]。这些都对改善失血性休克有着重要意义。

5. 对免疫系统的影响

山茱萸总苷可抑制 T、B 淋巴细胞增殖，抑制 T 淋巴细胞产生 IL－2、T 淋巴细胞表面 CD3、CD4、CD8 的表达及提高 CD4/CD8 的比值[42]；明显抑制 rTNF－α 和 rIL－1 诱导 ECV304 表达粘附分子 ICAM－1 和 CD44 表达，并呈明显的量效关系[43]；影响主要组织相容性抗原。山茱萸总苷和环孢霉素 A 对 T－PA 刺激白细胞介素－2 推动的淋巴细胞增殖、PHA 或 PWM 与 TPA 联合刺激的反应以及淋巴细胞及 CTL 细胞的增殖有明显差异。此外两者对淋转、MIR 和 CTL 增殖有协同抑制作用[44]。

6. 抗菌作用

山茱萸水煎剂对金黄色葡萄球菌、伤寒杆菌等有抑制作用，其成分没食子酸是抗菌作用的活性成分，山茱萸水煎剂对志贺痢疾杆菌有抑制作用，用平板环杯法测得其抑菌直径可达 11～18cm；对多种真菌亦有不同程度的抑制作用[45]。

7. 降血糖作用

山茱萸有治疗糖尿病的功效。山茱萸醇提取物不仅对肾上腺素或四氧嘧啶诱发的糖尿病大鼠有明显的降血糖作用，而且对链脲佐菌素诱发的糖尿病大鼠也有降血糖作用。但对正常大鼠的血糖无明显作用[46]。山茱萸降血糖作用的有效成分是熊果酸和齐墩果酸。用大鼠附睾脂肪组织进行试验，发现山茱萸有胰岛素样作用。能抑制脂质过氧化，并抑制蛋白质非酶糖基化[47]。

8. 抗氧化及抗衰老作用

山茱萸多糖 PFCA 对动物脂肪具有较好的抗氧化能力。接近于维生素 C；对植物油具有一定的抗氧化能力，但比维生素 C 弱。中性多糖对Fenton 试剂体系产生的羟基自由基有清除作用，清除率为 50% 的所需药物量为 430μg/ml；对邻苯三酚体系产生的超氧阴离子自由基有一定的清除作用，但清除率低于相同条件下维生素 C 对超氧阴离子自由基的清除率[48]。

给小鼠饮服山茱萸水煎剂 6ml/kg，连续 60 天，用硼砂法测定血红蛋白含量，以负重游泳法测定耐力，迷宫法测定记忆力，结果表明山茱萸能明显提高血红蛋白含量，明显增强小鼠体力和抗疲劳能力，提高记忆力。提示山茱萸能增强动物对外界的适应能力，提高体力和脑力[49,50]。

四、枸杞

【主要化学成分】

枸杞的主要成分有：糖类，其主要活性成分是枸杞多糖，一等品枸杞总糖量为 39.5%；19 种氨基酸（其中包括 8 种必需氨基酸），同时还发现含有氨基乙磺酸（牛磺酸），这是惟一被报道含有牛磺酸成分的植物体；微量元素如锌、铁、铜、锗、铜、锰、镁、钙、钾、锌、铁等；维生素如维生素 C、胡萝卜素、硫胺素、核黄素、烟酸烟酰胺、B 族维生素、维生素 E、维生素 D 等成分；超氧化物歧化酶（SOD）；生物碱类，主要含甘氨酸甜菜碱；脂肪与脂肪酸；醇类如谷醇、胆醇、菜油醇、豆醇、24 - 乙叉基胆醇、24 - 乙叉基胆 - 7 - 烯醇及无机盐等[51]。

【药理作用】

现代研究证实，枸杞有多种药理作用，主要包括免疫调节、抗衰老、降血脂、降血糖、抗肿瘤、抗诱变作用等[52]。

1. 对非特异性免疫功能的调节作用

王强报道灌服 LBP 可使小鼠因对环磷酰胺和 600C 照射所致的白细胞下降有明显的升高作用[53]。小鼠灌服枸杞子水提取液或肌注醇提取物和灌服 LBP 均有提高巨噬细胞的吞噬能力，结果表明，给药组小鼠的脾腺和脾脏重量较对照组显著增加（$P < 0.01$），且能显著增强小鼠静脉注射胶体碳粒的廓清速率（$P < 0.01$），显著增强小鼠网状内皮系统对印度墨汁的吞噬功能（$P < 0.01$），同时可增强正常小鼠的 NK 细胞的杀伤功能，杀伤率由 12.4% 提高到 18%[54]。枸杞水煎剂能明显增加小鼠空斑形成细胞（PFC）的数量。老年人口服枸杞 50g/d 连续 10 天，LIM 的活力由服药前的（24.5863 ± 7.6437）μg/ml 提高到服药后的（76.9097 ± 59.0660）μg/ml[52]。

2. 对特异性免疫功能的调节作用

对细胞免疫功能的调节作用，近几年研究表明枸杞对 T 淋巴细胞增殖和亚群稳定有调节作用。老年人服用枸杞制剂后，淋巴细胞应答能力增强 3.28 倍[54]。此外，LBP 对脾脏和胸腺 T 细胞有显著刺激作用，灌注 LBP 可提高小鼠脾脏 T 淋巴细胞的增殖功能，增强 CTL 的杀伤率，特异性杀伤率由 33% 提高到 67%[55]，同时还可对抗环磷酰胺对小鼠 T 细胞、CTL 细胞和 NK 细胞的免疫抑制作用[56]。LBP 对老年小鼠抑制性 T 细胞（TS）有明显调节作用，能增强 TS 淋巴细胞的活性[57]。高向东等报道 LBP 能明显促进 ConA 活化的脾淋巴细胞、DNA 和蛋白质的生物合成[58]。给老年人服用枸杞子 3 周后有 2/3 以上 T 细胞转化功能上升，IL－2 活性平均增加 2.26 倍[59]，说明枸杞可促进 IL－2 分泌。对体液免疫功能的调节作用，戴寿芝研究结果显示老年人服用枸杞子后 IgA、IgG、IgM 均升高[60]。王玲[61] 等报道 LBP 能使照射所致的小鼠 B 淋巴细胞对有丝分裂原诱导的反应性恢复。刑铮等[62] 报道每只大鼠（240～300g）灌服枸杞袋泡茶 2ml/只，2 周，结果发现免疫球蛋白含量和补体活性均增高，特别使 IgM 升高显著。LBP 0.125g/(kg·d) 给小鼠灌胃，能明显提高血清中抗羊红细胞抗体效价，增加脾中抗羊红血球的抗体形成[61]。

3. 抗氧化、抗衰老作用

刘艳红等[63] 以 Wistar 大鼠进行动物实验，结果表明枸杞煎剂可使老年大鼠降低的 SOD 活力显著提高，血浆 LPO 含量显著下降，血浆 T_3、

T_4 和皮质醇含量增高。李为等[64]测定老年人口服枸杞后血中 SOD、LPO 和 Hb 的含量，结果 SOD 升高 48%，LPO 降低 65%，Hb 升高 12%。

4. 降血脂作用

王德山等[65]用枸杞子液给实验性高脂血症大鼠灌胃，结果表明：不同剂量枸杞子液均有明显降低血中血清总胆固醇（TC）、甘油三酯（TG）、低密度脂蛋白胆固醇（LDL－C）的作用以及降低肝内 TC、TG 的作用。迟国兴等[66]报道 LBP 可降低肝组织丙二醛含量，可使 CCl_4 肝损伤小鼠肝糖原含量显著提高，提高抗体的能量贮备。

5. 降血糖作用

杨新波等[67]分别给正常小鼠灌胃 LBP50mg/kg 及 100mg/kg，发现可使血糖明显降低（$P < 0.05$，$P < 0.01$）；给四氧嘧啶 72mg/kg，中毒小鼠 LBP100mg/kg 灌胃，高血糖水平亦明显降低（$P < 0.05$）；预防给药 LBP 100mg/kg 及 50mg/kg，可使四氧嘧啶中毒小鼠血糖接近正常或维持较低水平（$P < 0.01$）；糖耐量实验表明，可明显对抗正常小鼠给 5g/kg 等糖引起的血糖升高（$P < 0.01$）。实验结果提示：LBP 对正常糖尿病模型动物均有降血糖作用。

6. 抗肿瘤作用

LBP 对 S_{180} 荷瘤细胞免疫功能有增强作用和相应的抑瘤作用，与环磷酰胺合用有协同抗瘤作用[68]。张永祥等报道 LBP 能增强经 ConA 处理的小鼠巨噬细胞抑制肿瘤增殖的活性[56]。

7. 抗诱变作用

张涛等[68]以小鼠为研究对象，发现枸杞子具有明显的抗诱变作用，并且证实这种作用在雌雄小鼠间无明显差异。抗诱变作用既可预防，减少体细胞的癌变，又可保证人类生殖细胞的正常生长发育，减少遗传病、畸形的发生。因此，抗诱变作用的研究不仅对肿瘤防治，而且对优生优育均有重要意义。

8. 其他作用

枸杞子中含 anyiotemsin 转化酶抑制剂，可用于治疗高血压[69]。枸杞子浸出液对金黄色葡萄球菌等 17 种细菌有较强的抑菌作用，具有对铅免疫毒性的拮抗作用[70]。李宗山等[71]报道枸杞具有抗辐射作用。

根据近几年的研究，枸杞的化学成分已基本得到阐明，其主要活性成分是 LBP。作为一味传统常用中药，枸杞具有上述所述的多种功能，随着药理学研究的不断深入，特别是枸杞的免疫增强作用，仍有待于进一步研究，为枸杞资源的深层次开发提供有利的科学依据。

五、牛膝

【主要化学成分】

川牛膝根含 β – 蜕皮甾酮（β – ecdysterone）及微量元素钛（Ti）（12.5μg/g）等。怀牛膝根含三萜皂苷，多种多糖以及多种氨基酸和生物碱类及香豆精类化合物等[72]。

【药理作用】

现代药理研究表明，牛膝对心血管系统、血液系统、免疫系统、神经系统、内分泌系统、泌尿生殖系统都有不同程度的影响。

1. 毒性

宋树立[73]进行了川牛膝水煎液影响小鼠妊娠的实验，结果川牛膝无明显致染色体畸变及诱发胚胎微核的作用，孙国华提及怀牛膝中分离出的昆虫蜕皮激素对高等动物的急性毒性极低。

2. 对心血管系统的影响

经利彬在1937年用怀牛膝制成流浸膏试验于家兔及蟾蜍，证明其具降压作用，但时间不长，恢复后又使血压轻微上升；还可使蟾蜍心脏搏动减弱。后来文献[74,75]对家兔静脉注射怀牛膝煎液，使血压立即下降，之后又回升，回升血压始终低于给药前水平；在对血管的研究中，分别进行了蛙的内脏血管和蟾蜍的下肢血管灌流并用药，发现怀牛膝对血管有暂时性的扩张作用，其水煎液能显著增加大白鼠下肢血流量，具有扩张下肢血管的作用。崔瑛等[76]以高脂诱发饲料造成的鹌鹑动脉粥样硬化模型，经预防给药实验，发现给予怀牛膝的鹌鹑，其血清 TG、TC、LPO 水平显著低于模型组，表明怀牛膝具有抗动脉粥样硬化的作用。

3. 对血液系统的影响

血凝加快。李学林等[77]通过血液流变学和抗凝血实验，发现怀牛膝具有降低大鼠全血黏度、红细胞压积及红细胞聚积指数的作用，并能延长大鼠凝血酶原时间和血浆复钙时间，而川牛膝仅表现出延长血浆复钙时间的作用。文献[78]等采用现代血液流变学22项指标，比较观察了34种活血化瘀药的作用，其中怀牛膝具有显著降低血栓长度、湿重、干重的作用；有降低血小板聚积性、改善红细胞变形能力、降低纤维蛋白原水平的作用、对全血黏度、血浆黏度无显著改变。

陈红在1996年用 WX – 6 型多部位微循环显微仪和维多 Fas – 94 型血流快测仪，对川、怀牛膝水煎液进行了小鼠肠系膜微循环、瘀血型大鼠全血黏度，红细胞压积等指标的对比研究，结果发现在改善微循环方面，川牛膝作用强于怀牛膝。川、怀牛膝均能降低血浆黏度，怀牛膝高剂量降低全血黏度，川牛膝能增强红细胞变形能力[79]。

4. 对免疫系统的影响及抗炎作用

向道斌[80]等研究了用怀牛膝多糖［ABPS，D-β-葡萄糖-D-α-甘露糖组成（2∶1）］对小鼠体液免疫反应的影响。测定血清总 IgG 的含量、血清特异性抗体溶血素（每只小鼠先用绵羊红细胞致敏）、PFC，并进行脾淋巴细胞增殖试验。结果表明，腹腔注射 50mg/kg×5 天能明显提高血清总 IgG 及特异性抗体溶血素的含量，并增加脾细胞 PFC 数，还能对抗环孢霉素 A 引起的 PFC 及 IgG 的下降。ABPS 0.2~0.8g/L 体外能刺激小鼠细胞增殖，能增强细菌脂多糖诱导的 B 淋巴细胞增殖。他们还进行了淋巴细胞增殖试验，检测了 NK 细胞活性，结果表明，ABPS 腹腔注射给药及体外试验对 T 淋巴细胞增殖及 IL-2 产生均无明显影响，ABPS 50~80mg/L 在体外能剂量依赖性地增强 NK 细胞活性，ABPS 50mg/（kg·L）及 100mg/（kg·L），连续 5 天腹腔注射给药也能显著提高 NK 细胞特异性杀伤活性，还在一定程度上拮抗环磷酰胺（Cy）对小鼠体内 NK 细胞活性的抑制作用。后者还明显提高正常小鼠脾细胞、TNF-β 生成，能增强二硝基氟苯诱发的超敏反应，但对 IL-2 的产生无明显影响[81]。另外，也有报道牛膝多糖还可增强小鼠 LAK 细胞活性，有显著抑制肿瘤作用，其抑瘤机制与其增强机体免疫功能和改变细胞膜生化特性有关[82,83]。潘扬[84]等对三妙丸和四妙丸中牛膝进行了活血作用试验，证明单味怀牛膝水浸液具有溶血作用，而川牛膝则无此作用。

5. 对泌尿生殖系统的影响及抗生育作用

王筠默曾用怀牛膝醇提物和水煎液，分别观察其对家兔及犬泌尿系统的影响。发现在怀牛膝水煎液静脉用药后 1 分钟，有轻度利尿作用，对麻醉犬亦具利尿作用。川、怀牛膝浸膏和煎剂对离体或在体家兔子宫无论孕否都有兴奋作用，对受孕或未孕豚鼠子宫呈弛缓效应[85]。川牛膝流浸膏使猫的未孕子宫呈弛缓现象，受孕子宫则发生强有力的收缩。对离体大鼠子宫的作用相反，川牛膝呈抑制作用，怀牛膝呈兴奋作用。川牛膝[86]及怀牛膝的苯提取物对小鼠均有抗生育、抗早孕和抗着床作用，怀牛膝总皂苷在 0.125~1.0mg/kg 浓度时，可使离体大鼠子宫平滑肌产生浓度依赖性收缩，但对幼龄子宫作用最弱，对晚孕子宫作用最强。

6. 对生长发育及物质代谢方面的影响

怀牛膝能增强小鼠血中谷胱甘肽过氧化物酶（GSH-Px），采用

Haffeman 等的 NBT 化学比色法的活性，使过氧化脂质降低[87]。也有实验显示怀牛膝对 GSH－Px 的活性无影响，却可提高此活性大鼠全血超氧化物歧化酶（SOD）的活性[88]。怀牛膝能显著延长家蚕龄期且家蚕的身长、体重较对照组增加缓慢，食桑量亦减少[89]。怀牛膝水煎液对早期鸡胚发育有明显促进作用[90]。

7. 对神经系统的影响

文献[91]通过神经生长因子（NGF）受体竞争结合实验表明，怀牛膝中有 NGF 的竞争性抑制剂，可抑制 NGF 与 NGF 受体的结合，IC_{50} 为 $6.18 \pm 3.43 \mu g/ml$。戴伟礼[92]用甲醛致痛模型进行牛膝的镇痛作用实验，结果不同产地的怀牛膝均有镇痛作用。

六、菟丝子

【主要化学成分】

菟丝子种子含槲皮素，紫云，金丝桃苷及槲皮素 $-3-O-\beta-D-$ 半乳糖 $-7-O-\beta-$ 葡萄糖苷。南方菟丝子果实含生物碱[93]。

【药理作用】

研究表明，菟丝子除对生殖系统、内分泌系统有影响外，还有免疫调节、抗衰老、保肝明目等作用。

1. 对生殖系统的作用

菟丝子商品药材水煎液的壮阳药理研究表明，中国菟丝子（即 Cuscuta chinensis）、南方菟丝子和日本菟丝子均可增强果蝇性活力；增强小鼠游泳抗疲劳和常压耐缺氧等非特异性抵抗力；改善氢化可的松所致小鼠"阳虚"症状。前两者的补肾壮阳作用强于日本菟丝子，而南方菟丝子并不亚于药典收载品种中国菟丝子[94]。彭氏等通过精子毛细管穿透试验，测定精子运动速度和活力指数，发现菟丝子水煎液可明显提高人精子体外活动功能，而对精子的膜功能无明显不良影响[95]。

2. 对内分泌系统的影响

已有实验证明菟丝子"补肾壮阳"作用是通过提高垂体对 LRH 的反应性及卵巢对 LH 的反应性，从而使下丘脑—垂体—卵巢轴的调节功能得以改善。熊氏等[96]研究了菟丝子 75% 乙醇浸提物对雄性鼠生殖功能的影响，发现菟丝子醇提物（SCE）能明显促进小鼠睾丸及附睾的发育，提示具有促性腺激素（hCG）样作用。SCE 还能使离体培养的大鼠间质细胞睾酮分泌增加，此作用与 hCG 相协同，从而也证明了菟丝子是作用于下丘脑—垂体—性腺轴来调节机体的生殖内分泌。此外，菟丝子总黄酮还能明显刺激体外培养的人早孕胎盘绒毛滋养层组织分泌

hCG，其分泌量为对照组的 188.22%[97]。菟丝子在临床常用于安胎，而 hCG 是维持妊娠的重要激素，可见菟丝子中的黄酮类成分参与了菟丝子的补肾、安胎等作用，是菟丝子的重要有效成分。

3. 免疫调节作用

肖氏等[98]通过研究菟丝子 85% 乙醇提取物对烧伤小鼠免疫系统的影响，发现菟丝子是以增强体液免疫及吞噬功能为主的免疫增强剂，主要表现为：提高烧伤小鼠血清溶血素水平；增强腹腔巨噬细胞的吞噬功能；改善脾淋巴细胞对 ConA 的增殖反应。继又采用 3H – TdR 掺入法考察了菟丝子对小鼠血清集落刺激因子（CSF）的影响。结果表明腹腔注射菟丝子提取物后小鼠血清 CSF 水平明显提高[99]。CSF 是刺激淋巴细胞增殖、分化、成熟的主要调节因子，因此认为菟丝子增强免疫与此有关。郭氏等[100]比较了 3 种商品菟丝子对氢化可的松致"阳虚"小鼠 T、B 淋巴细胞转化功能的影响，结果显示 3 种菟丝子煎剂连续灌胃 7 天后，"阳虚"小鼠的脾脏细胞 T、B 淋转值明显上升。李氏等[101]对从南方菟丝子中分离出来的水溶性化合物 A1、A2、A3 的免疫活性进行了研究，结果显示 A2、A3 对淋巴细胞转化呈抑制作用，A1 在浓度大于 0.1g/L 时则有显著的促进作用。此外，A1、A3 均能明显促进淋巴细胞 IL – 2 的产生，其中尤以 0.01g/L A1 最为显著。故此作者认为以 A1 为代表的糖苷类成分是南方菟丝子免疫增强作用的有效成分之一。

4. 抗衰老作用

许多补益中药已证明具有抗衰老活性，郭氏等对菟丝子也进行了这方面的探索研究。菟丝子水煎剂连续灌胃 55 天后，12～14 月龄小鼠红细胞膜 SOD 活性增强，血清 LPO 含量和脑内脂褐素含量降低，肝 MAO – B 活性亦明显下降，各项指标水平与对照组青龄小鼠接近[102]。临床试验的结果也表明菟丝子具有抗氧化作用[103]。糖尿病患者连续 30 天口服菟丝子水煎剂后，红细胞膜 SOD 活性增强，血清 LPO 水平明显下降，且与健康对照组水平接近。可见菟丝子能增加 SOD 活性，抑制体内过氧化脂质和脂褐素的生成，具有一定的抗衰老、抗氧化作用。

5. 保肝作用

郭氏等以血清谷丙转氨酶，血液乳酸、丙酮酸，肝糖原和肾上腺抗坏血酸水平为指标，报道了 3 种菟丝子水煎剂对小鼠 CCl_4 肝损伤的保护作用，以中国菟丝子的活性优于另两种[104]。

6. 明目作用

半乳糖可致大鼠晶状体混浊，灌胃菟丝子水煎剂能减轻混浊程度，停止注射半乳糖后则又可促进晶状体转为透明，表明菟丝子对大鼠半乳糖性白内障具有延缓和治疗作用[105]。此作用与纠正相关酶活性有关，菟丝子可使白内障晶状体中醛糖还原酶、过氧化氢酶等的活性基本恢复到正常[106]。此外，菟丝子还对晶状体氧化还原物及糖类含量的异常变化具有纠正作用，能抑制晶状体中的脂类过氧化[107]。作者认为黄酮类化合物能够抑制糖性白内障的关键酶——醛糖还原酶的活性，是菟丝子中重要的有效成分。

7. 其他作用

采用避暗法试验，菟丝子可对抗东莨菪碱所致的小鼠记忆获得障碍[108]。EOA - 1 为菟丝子中的有效成分，经 0.024mmol/L EOA - 1 体外保存的乳鼠心脏同系或异系耳后移植后，存活率和存活时间均较未经 EOA - 1 处理的对照组提高或延长。说明 EOA - 1 降低心脏在低温保存状态下的损伤程度，降低排斥反应对心脏的损害，从而提示该成分参与了菟丝子的免疫调节作用[109]。

对菟丝子药理作用的研究主要集中在调节下丘脑—垂体—性腺轴功能、免疫、心血管、抗衰老、保肝等方面，为菟丝子补肾壮阳、安胎、抗衰老等临床应用提供了实验依据。但目前的多数研究是针对总浸物进行，菟丝子中起主要作用的有效成分至今尚不明确。建立与临床疗效相结合的药理指标，寻找菟丝子中具有特征性的有效成分，将为菟丝子药材及含菟丝子制剂的质量评估提供评价依据。黄酮类是菟丝子中研究较多且具特征性的成分，其中的槲皮素、金丝桃苷等具有多种药理活性，菟丝子总黄酮亦经证明具有改善实验性心肌缺血、调节机体免疫、刺激内分泌等多种功能。因此黄酮是菟丝子重要的一类有效成分，应着重对此类成分进行活性研究。

七、龟板胶

【主要化学成分】

主要含胶质、脂肪、钙盐、氨基酸（共 18 种，包括 7 种人体必需氨基酸）、无机物（钙、锌、铁、铝）等[110]。

【药理作用】

现代实验研究表明，龟板胶对阴虚大鼠耗氧量、痛阈、心率、血糖、血浆皮质醇、红细胞膜 Na^+、K^+ - ATP 酶活性、血浆 cAMP 和尿中 17 - 羟皮质类固醇、体重、饮水量、尿量、血浆黏度及血清中 T_3、T_4、甲状腺、胸腺、肾上腺、脾脏等都有不同程度的影响，并且对骨质疏松症有治疗作用，对人型结核杆菌有一定抑制作用。

1. 对阴虚大鼠耗氧量、痛阈、心率、血糖、血浆皮质醇的影响

杨梅香等用三碘甲腺原氨酸造成的甲亢型阴虚大鼠进行实验。结果表明，龟甲的煎煮浓缩液可使整体耗氧量降低、痛阈延长、心率减慢、血糖升高、血浆皮质醇含量降低[111]。临床病理资料分析表明，阴虚与甲状腺机能紊乱有关，甲亢为阴虚，甲减为阳虚。甲状腺激素对调节机体的新陈代谢、生长和发育起重要作用，它能促使机体许多组织细胞的氧化过程，增加耗氧量及产热量，使机体的基础代谢率增高。龟甲煎煮浓缩液对阴虚症状有纠偏作用，可能与有效地降低其体内甲状腺激素水平有关。

2. 对阴虚大鼠红细胞膜 Na^+，K^+ – ATP 酶活性、血浆 cAMP 和尿中 17 – 羟皮质类固醇的影响

乔亭祥等的实验说明龟甲煎煮浓缩液具有降低甲亢阴虚动物模型细胞膜 Na^+，K^+ – ATP 酶活性、血浆 cAMP、尿 17 – 羟皮质类固醇含量的药理作用[112]。研究证明"虚证"与红细胞膜酶活性、血浆 cAMP 含量及肾上腺皮质兴奋状态有着密切的关系。甲状腺素的产热作用与增加钠泵的活动有关，细胞中钠泵消耗的能量最多，约占细胞总能量的40% ~ 60%，主要来源于 ATP，所以一般"阴虚"动物体内 ATP 利用增多，ADP 浓度上升，刺激线粒体呼吸加强，耗氧与产热增加，可能是中医"阴虚生内热"理论基础的一个方面。龟甲滋阴清热作用，可能与有效地降低"阴虚"动物体内甲状腺素水平，调节钠泵活动，减少 ATP 消耗和抑制肾上腺皮质过度兴奋有密切关系。

3. 对阴虚大鼠体重、饮水量、尿量、血浆黏度及血清中 T_3、T_4 的影响

杨梅香等的实验表明，龟甲对抗 T_3 的作用而使动物的生长加快，饮水量有所减少，尿增加，血浆黏度下降，T_3、T_4 值明显降低[113]。中医虚证辨证参考标准中阴虚证的五心烦热、咽燥口干、盗汗、便结而尿短赤……等临床症状，龟甲能纠正之，说明其滋阴作用，其滋阴机理可能与其能有效地降低体内甲状腺激素水平有密切关系。

4. 对大鼠甲亢阴虚模型甲状腺、胸腺、肾上腺、脾脏等病理学的影响

苗燕玲等的实验表明，大剂量 T_3 可导致胸腺明显萎缩，并有肾上腺皮质细胞功能状态的改变及甲状腺、肾上腺、脾脏重量减轻。给龟甲后，胸腺、甲状腺、肾上腺、脾的结构及重量基本恢复正常或接近正常。说明龟甲对肾上腺皮质素合成细胞的功能状态及代谢活动有一定影响，可见龟甲滋阴作用之一是通过影响内分泌腺的功能活动，实现对整

个机体代谢活动的调节作用的[114]。

5. 对小鼠血液系统的影响

聂淑琴等对龟甲胶主要药效学研究表明，龟甲胶对贫血小鼠有补血作用，增加贫血小鼠的 RBC 和 Hb；缩短小鼠出血时间；对抗强的松对网状内皮系统吞噬功能的抑制作用[115]。龟甲胶有升血小板和白细胞的作用[116]。

6. 对骨质疏松症的治疗作用

孙苏亚等研究了龟甲水、醇提取液对成年雌性去势大鼠骨质疏松的作用。结果表明，龟甲水、醇提取液灌胃组的骨灰重、骨钙含量，龟甲醇提液组骨断裂力均明显高于模型组（$P < 0.05$）。提示龟甲提取液对去势造成的骨质疏松有一定治疗作用[117]。

7. 龟板胶滋阴作用与微量元素的关系

孙思亭等研究，阴虚动物血清 Cu 浓度和 Cu/Zn 比值明显升高，龟甲胶血清 Cu 和 Cu/Zn 比值明显下降[118]。

8. 对人型结核杆菌有一定抑制作用[116,119]

潘毅生等研究，龟甲含动物胶、角蛋白、多种氨基酸、大量钙、磷。对大鼠、豚鼠、家兔和人的离体子宫均有明显兴奋作用，可能与增加子宫平滑肌细胞外钙内流有关。尚有抗凝血、增加冠脉流量、提高耐缺氧功力，促进免疫、抑菌等作用[120]。王淑兰等研究，2mg/ml 的龟甲提取液能显著促进体外培养第 35 代人胚肺二倍体成纤维细胞（2Bs 细胞）的生长增殖，表明对细胞具有延缓衰老作用[121]。龟板能提高机体抗肿瘤的免疫力，龟板提取物对 S_{180} 小鼠肉瘤、EC 腹水型肝癌有抑制作用[116]。

综上所述，龟甲胶为补益类保健药品。现代研究提示龟甲胶能调节机体功能，激发机体自身调节的机制，增强自身稳定状态。龟甲胶能纠正甲亢阴虚动物模型全身各系统的病理、生理变化[122,123]，为临床使用提供了药理依据。按此推理，阴虚体质的老年人服龟甲胶有可能达到延年益寿的目的。近年来，肺痨发病趋势有所抬头，龟甲胶的合理运用一定有益于这类患者的康复[124]。

八、鹿角胶

【主要化学成分】

鹿角胶含胶质25%，磷酸钙50%～60%，及少量雌酮。另含多种氨基酸，包括色氨酸，赖氨酸，蛋氨酸，精氨酸等，又含有硫酸软骨素A、雄激素、胆碱样物质及多种微量元素[124]。

【药理作用】

现代研究表明，鹿角胶对骨质疏松症有拮抗作用，对大鼠胃黏膜有保护作用，另外，还有性激素样作用、对血液系统的作用及抗疲劳作用等。

1. 对去卵巢大鼠骨质疏松症的影响

蒙氏[125]等通过对6月龄雌性大鼠60只，随机分组，采用摘除双侧卵巢法建立骨质疏松模型，造模2周后开始给药，给药13周后观察鹿角胶对大鼠骨密度、骨矿物质含量、血清生化指标、骨组织形态学等指标的影响。结果表明鹿角胶对去卵巢所致的大鼠骨质疏松症具有拮抗作用。

2. 对大鼠胃黏膜保护作用

吴氏[126]等将鹿角胶50g用蒸馏水制成25%鹿角胶溶液，选用150～200g Sprague – Dawdey种系大白鼠（SD大鼠）80只，不分雌雄，随机分为无水乙醇组、鹿角胶组、氢氧化铝组和正常对照组。无水乙醇组胃内灌注生理盐水1ml/只，30分钟后再次灌注无水乙醇1ml/只。氢氧化铝组胃内灌注氢氧化铝1ml/只，30分钟后再次灌注无水乙醇1ml/只。鹿角胶组胃内灌注鹿角胶1ml/只，30分钟后再次灌注无水乙醇1ml/只。正常对照组胃内灌注生理盐水1ml/只，30分钟后再次灌注生理盐水1ml/只。比较各组胃黏膜变化。结果：经鹿角胶灌注的SD大鼠胃黏膜无论在损伤程度或损伤范围上都显著轻于无水乙醇组，与氢氧化铝组比较无明显差异。结论：鹿角胶溶液能够降低胃黏膜损伤指数，增强胃黏膜屏障，具有显著的保护作用。

3. 性激素样作用

鹿角胶给大鼠灌胃，可显著缩短电刺激诱发阴茎勃起的潜伏期限，对雄性大鼠精液囊和前列腺有明显的增重作用，并对雄鼠交配能力有增强趋势[127]。

4. 对血液系统的作用

本品给贫血小鼠灌胃，可明显增加血红蛋白含量，对红细胞、白细胞、红细胞压积有不同程度的提高趋势[127,128]。

5. 抗疲劳作用

本品可显著提高鼠持续游时间，有明显抗疲劳作用[128]。

第二节　左归丸全方药理作用

作为中药复方，左归丸化学成分及其复杂，其对卵巢功能、免疫功能、成骨细胞、骨髓间质细胞都要不同程度的作用，还能防治糖尿病，影响早期胚胎的发育及调节下丘脑－垂体－肾上腺轴等。

1. 对卵巢功能的作用

朱氏等[129]以小鼠透明带 3 为抗原，皮下多点注射免疫 BALB/c 雌性小鼠建立免疫性卵巢早衰模型，设左归丸低、中、高不同剂量进行治疗，以泼尼松、乙烯雌酚为阳性对照组，观察动情周期、受孕率，ELIS 法检测外周血清 FSH、E2 水平。结果提示：左归丸各剂量组动情周期延长，但仍有规律性变化，FSH 升高及 E2 降低均不明显，受孕率低下。结论：左归丸能改善、保护卵巢功能，但对受孕率改善不明显。朱氏等[130]以小鼠透明带 3 为抗原，皮下多点注射免疫 BALB/c 雌性小鼠建立免疫性卵巢早衰模型。设左归丸低、中、高不同剂量进行治疗，以泼尼松、己烯雌酚为阳性对照，免疫组化法检测卵巢卵泡、间质 Fas、Fas－L 蛋白的表达。结果：POF 小鼠大、小卵泡 Fas 蛋白表达均明显减少，小卵泡、间质 Fas－L 表达均明显增强。左归丸各剂量组大、小卵泡 Fas 表达明显增强；左归丸低剂量组间质 Fas 表达也增强，小卵泡 Fas－L 表达减弱；左归丸高剂量组间质 Fas 表达也均增强，与模型组相比差异显著。结论：POF 小鼠 Fas/Fas－L 系统平衡失调，B 细胞凋亡减弱，抗体聚集，抑制免疫应答的效应减低，导致对卵巢的免疫性损伤，卵巢功能的破坏、衰竭。补肾中药复方左归丸可通过调节 Fas/Fas－L 系统平衡，调节免疫反应及细胞毒性淋巴细胞功能，促进 B 细胞凋亡，抑制抗体聚集，减轻卵巢免疫炎性反应，改善卵巢功能。

2. 对免疫功能的作用

樊氏等[131]用髓鞘碱性蛋白（MBP）免疫 Lewis 大鼠诱导自身免疫性脑脊髓炎（EAE）模型，随机分为模型组、激素组、左归丸组、右归丸组及正常对照组，研究各组间发病率、死亡率、潜伏期、病程、体重及神经功能评分的差异，并分别在急性期（免疫后第 15 天）和缓解期（免疫后第 27 天）采集血样，检测血浆细胞因子水平。结果：急性期神经功能评分左归丸组和右归丸组均低于模型组和激素组（$P < 0.05$）；急性期左归丸组血浆 IL－4 水平高于正常对照组和激素组，IFN－γ 和 TNF－α 水平高于正常对照组、模型组和激素组（$P < 0.05$），左归丸组缓解期血 IL－4、TNF－α、IFN－γ 水平低于急性期（$P < 0.05$）。结论：左归丸能减轻 EAE 疾病的严重程度，治疗效果优于醋酸泼尼松。IL－1α 在 EAE 疾病过程中发挥重要作用，左归丸可下调 EAE 缓解期血浆 IL－1α 水平；可上调 EAE 急性期血浆 IL－4、TNF－α、IFN－γ 水平。刘氏等[132]通过给予 BALB/c 小鼠不同剂量左归丸处理后，利用流式细

胞术检测小鼠脾细胞中 Treg 亚群（$CD4^+/CD25^+$）的变化；采用RT-PCR 法检测小鼠脾细胞中 IL-10、TGF-β、IFN-γ 及 Foxp3 的表达水平；采用 ELISA 法检测小鼠外周血中 IFN-γ 的分泌水平。结果：小剂量左归丸对小鼠脾脏 Treg 亚群及流式细胞术检测小鼠脾细胞中 Treg 亚群（$CD4^+/CD25^+$）的变化；采用 RT-PCR 法检测小鼠脾细胞中IL-10、TGF-β、IFN-γ 及 Foxp3 的表达水平；采用 ELISA 法检测小鼠外周血中 IFN-γ 的分泌水平。结果：小剂量左归丸对小鼠脾脏 Treg 亚群及相关细胞因子的表达没有显著影响；中剂量左归丸可明显上调小鼠脾脏 Treg 亚群比例（$P < 0.05$），提高 Treg 特异性细胞内信号 Foxp3 及相关细胞因子 IL-10、TGF-β 的转录水平，同时抑制 IFN-γ 的表达；大剂量左归丸可显著降低 Treg 细胞亚群比例，对 Foxp3、IL-10、TGF-β、IFN-γ 的表达均有明显的抑制作用（$P < 0.05$）。随着中、大剂量左归丸处理小鼠 IFN-γ 的转录下调，血清中 IFN-γ 的水平也明显下降（$P < 0.05$）。结论：左归丸可上调 Treg 细胞及相关细胞因子的表达水平，抑制 IFN-γ 的表达，但这种免疫效应有剂量限制性，大剂量应用时显示抑制作用，提示左归丸对 Treg 亚群有剂量依赖性的双向调节作用。

3. 对成骨细胞的影响

刘氏等[133]用左归丸含药血清对成骨细胞分泌骨钙素进行了研究，方法为体外分离、培养成骨细胞，实验分为 2 组：成骨细胞（OB）+ 正常血清组、OB + 左归丸含药血清组。采用放射免疫法，检测成骨细胞分泌 OC 的变化。结果：OB + 左归丸含药血清组与 OB + 正常血清组相比，OB 分泌 OC 的量显著增多，有统计学意义（$P < 0.01$）。OC 是骨细胞合成和分泌的一种激素样多肽，是反映骨更新状态和骨形成的一种特异性指标，其主要生理功能是保持骨的正常矿化和抑制由于异常的羟磷灰石结晶沉积所致的软骨矿化加速。而左归丸含药血清能使 OB 分泌成 OC 的量显著增多，说明左归丸对骨细胞的骨形成有促进作用。左归丸含药血清能促进成骨细胞分泌 OC 是其防治骨质疏松症的机制之一。鞠氏等[134]通过观察左归丸含药血清对成骨细胞白细胞介素-1（IL-1）、白细胞介素-6（IL-6）和环氧化酶-2（COX-2）表达的影响，以其从细胞分子水平探讨其治疗骨质疏松症的作用机制。方法：体外分离、培养成骨细胞，实验分为 3 组：正常血清组、卵巢切除（OVX）血清组和 OVX 含药血清组。采用免疫组化法，检测成骨细胞 IL-1、IL-6 和 COX-2 的表达。结果 OVX 血清组成骨细胞 IL-1、IL-6 和 COX-2 的表达明显强于正常血清组，而 OVX 含药血清组的表

达较 OVX 血清组明显减弱，与正常血清组比较，则无显著性差异。结论：在去势状态下，左归丸可能是通过抑制成骨细胞 IL－1、IL－6 和前列腺素 E_2（PGE_2）的分泌，从而抑制破骨细胞的活性，达到防止骨丢失的作用，这是之所以左归丸能够防治骨质疏松的机制之一。

4. 对骨髓间质细胞转化为肝细胞作用的研究

李氏等[135]通过一系列动物实验，观察补肾中药左归丸含药血清对骨髓间质细胞分化为肝细胞的影响。诱导大鼠骨髓间质细胞分化为肝细胞，诱导培养分 6 组：常规培养组、肝细胞生长因子组、肝细胞生长因子加左归丸组、条件培养液加对照血清组、条件培养液加八珍汤组、条件培养液加左归丸组。主要观察不同诱导时间点各组细胞角蛋白 18，白蛋白、甲胎蛋白及糖原的阳性细胞率。左归丸含药血清对骨髓间质细胞向肝细胞转移过程中的肝细胞标志物产生了显著影响，肝细胞生长因子加左归丸、条件培养液加左归丸组与其他 4 组比较在相同时间点甲胎蛋白、白蛋白、细胞角蛋白 18 及糖原阳性细胞率均显著增高（$P < 0.05$）。在不同时间点以肝细胞生长因子加左归丸组、条件培养液加左归丸组的肝细胞标志物曲线变化幅度较高。结论：在细胞培养条件下补肾药物血清不仅可显著提高骨髓转化肝细胞的转化率，而且能维持已转化为肝细胞的功能。

5. 防治糖尿病的作用

陈氏等[136]运用四氧嘧啶复制糖尿病小鼠模型，观察从左归丸化裁而来的左归降糖灵（熟地、山茱萸、淮山药、枸杞子、菟丝子、牛膝、茯苓、鹿角胶、麦冬、生黄芪、黄连、蒲黄组成）防治糖尿病的作用。结果发现，预先给予左归降糖灵 $6.25g/kg$，可明显抑制四氧嘧啶引起的小鼠血糖升高，$P < 0.05$；连续 9 天给予左归降糖灵 $12.5g/kg$，能显著降低四氧嘧啶复制糖尿病小鼠血糖水平，$P < 0.01$，其降糖作用有明显的量效关系，$r = 0.89$，$P < 0.01$。其作用机理可能与减轻四氧嘧啶对胰 β 细胞的损伤或改善受损伤的胰 β 细胞的功能密切相关。

6. 影响早期胚胎的发育及机理

为探讨左归丸对早期胚胎发育有促进作用，冯氏等[137]通过体外用药、给药小鼠血清及在体用药三种方式，以酒精制成胚胎发育迟缓模型，以气血双补八珍汤作对照，应用左归丸（汤）对体外培养的小鼠 2 细胞期（2CE）至囊胚期胚胎发育进行了动态观察。结果表明，用给药小鼠血清或体外应用左归汤者，体外培养的 2CE 至囊胚各期胚胎的发育率均显著高于酒精模型组，八珍汤的影响无显著性差异，其对早期胚胎发育的影响远不及左归丸。左归丸影响早期胚胎发育的可能机制是增强肝、肾解毒功能，降低酒精的血清浓度或左归丸经肝、肾生物转化为对胚卵有益的未知物质，促进生殖内分泌系统的分泌功能，抑或促进蛋白、小分子多肽、氨基酸等对胚胎发育有益物质的合成、释放，从而减少有害因素的损伤。在体以酒精造模后应用左归丸，除上述作用机理外，还可能通过改善卵细胞及胚卵在体发育阶段的微环境，包括促进输卵管上皮分泌而有利于胚胎发育。

7. 调节下丘脑－垂体－肾上腺轴的作用

刘氏等[138]对新生期大鼠给予左旋谷氨酸单钠（MSG，出生后第2、4、6、8、10 天，4mg/g 皮下注射）损害下丘脑弓状核（ARC），（MSG－大鼠）成年后除表现生长发育迟缓外，还可见到胸腺体积缩小、重量减轻，脾脏 T 淋巴细胞对 Con－A 诱导的增殖反应减弱。左归丸能明显改善 MSG－大鼠的胸腺与淋巴细胞增殖反应的异常。提示：①下丘脑弓状核参与细胞免疫功能的调节。②左归丸能明显改善MSG－大鼠的胸腺与淋巴细胞增殖反应的异常。③左归丸可有效改善 MSG 大鼠细胞免疫功能，左归丸组胸腺重量及淋巴细胞增殖反应均较 MSG 大鼠增加。左归丸改善 MSG 大鼠细胞免疫功能的机理可能为：①左归丸直接作用于中枢，通过神经免疫因子等途径刺激胸腺增生，改善细胞免疫功能。②通过滋补肾阴，纠正或部分纠正 HPAA 功能的亢进，减轻 CRF、肾上腺糖皮质激素对细胞免疫的抑制。并认为 MSG－大鼠是一种肾阴虚的动物模型。刘氏等[139]为进一步探讨中医肾阴虚与下丘脑弓状核毁坏后中枢单胺类递质代谢的关系，观察 MSG－大鼠弓状核毁坏后继发性下丘脑－垂体－肾上腺（HPA）轴功能亢进、下丘脑单胺类递质含量及体重增长的变化。结果发现，MSG－大鼠成年后下丘脑单胺类递质中多巴胺、去甲肾上腺素等含量显著降低；同时还表现体重减轻、肥胖、鼻－肛长度缩短等生长受抑现象。若在第 9 周给予左归丸灌胃 3 周，则 MSG－大鼠的上述异常指标得到不同程度的改善。提示 MSG－大鼠的 HPA 轴功能处于亢奋状态，其中枢单胺类递质的代谢异常与中医肾阴虚密切相关，左归丸能有效参与下丘脑的调节，使 MSG－大鼠下丘脑多巴胺等含量升高，改善 MSG－大鼠 HPA 轴功能亢奋状态与肾阴虚证。

8. 调节肝再生的作用及机理

为深入研究肝再生与高级神经中枢、下丘脑－垂体－肝轴和神经－内分泌－免疫网络的相关机制，笔者创建了 MSG－肝再生－大鼠模型[140]。实验结果表明，MSG－肝再生－大鼠的肝再生过程严重失调，表现为初期（术后第 1 天）肝再生较快，中晚期肝再生过程则受到显著抑制，最终在肝再生度、肝细胞分裂指数和肝重/体重比值等方面均不能恢复到正常水平[141]。神经－内分泌－免疫网络功能紊乱可能是其肝再生过程严重失调的重要机制。笔者进一步用电镜、原位末端标记技术（ISEL）和免疫组织化学方法对 MSG－肝再生－大鼠下丘脑弓状核（ARN）神经细胞凋亡状态及凋亡相关基因 TGF－β_1 的表达进行了研究。结果发现，MSG－肝再生－大鼠 ARN 神经细胞凋亡可能是其神经－内分泌－免疫网络功能紊乱的重要机制之一，随着 ARN 神经细胞凋亡指数（AI）增高，其 TGF－β_1 表达亦相应增强。提示神经元胞浆钙离子过度负荷和 TGF－β_1 蛋白共同参与了 MSG－肝再生－大鼠 ARN 神经细胞凋亡的调控[143,144]。经左归丸治疗后，MSG－肝再生－大鼠在肝再生度、肝重/体重比值、肝细胞分裂指数等指标显著恢复的同时，其 ARN 的病理损害及脑神经细胞凋亡的程度均得到显著改善，其作用机制之一可能是下调了 ARN 神经细胞的 TGF－β_1 的过度表达[144,145]。

　　现代探讨左归丸的作用机制，主要涉及左归丸对神经－内分泌－免疫网络功能的调节机制。神经－内分泌－免疫网络学说的提出是现代医学从割裂的解剖分析进入功能整合研究的一大突破。现代医学已揭示神经－内分泌－免疫网络在机体整体调控中的重要性，但目前尚缺乏调控神经－内分泌－免疫网络的手段。现有的研究初步提示，左归丸具有调节神经－内分泌－免疫网络的作用，并通过下丘脑－垂体－肝轴影响神经－内分泌－免疫网络而调节肝再生，防止下丘脑弓状核的病理损害可能是其作用机制之一，但更全面和更深入的机制尚不十分清楚，由于神经－内分泌－免疫网络功能的紊乱是多因素、多环节、多步骤综合作用的结果，加之左归丸又为复方制剂，化学成分极其复杂，因而，要揭示左归丸调控神经－内分泌－免疫网络的确切机制，有大量的工作要做。采用先进的科研技术（如基因芯片和蛋白质组学的技术）研究左归丸对神经－内分泌－免疫网络影响的多组分、多途径、多环节和多靶点的整合调节机制以及左归丸不同活性成分调控神经－内分泌－免疫网络功能的分子机制，为进一步将左归丸及其不同活性成分开发成调控神经－内分泌－免疫网络的新型中药制剂提供科学的实验依据，具有重要的科学意义和重大的应用价值。

参考文献

[1] 黄兆胜，李祖伦，常章富，等．中药学．北京：人民卫生出版社，2002：452.

[2] 国家中医药管理局《中华本草》编委会．中华本草．上海科学技术出版

社，1999.

[3] 苗明三，王智明，孙艳红. 怀熟地黄多糖对血虚大鼠血像及细胞因子水平的影响. 中药药理与临床，2007，23（1）：39 – 40.

[4] 黄霞，刘杰，刘惠霞. 熟地黄多糖对血虚模型小鼠的影响. 中国中药杂志，2004，29（12）：1168 – 1170.

[5] 久保道德. 熟地黄 50% 乙醇提取物对血流动态的影响. TradMed，2003，20（6）：258 – 266.

[6] 崔豪，冯静，崔瑛，等. 熟地黄及其多糖中枢抑制作用研究. 河南中医学院学报，2006，21（6）：18 – 19.

[7] 熊玉兰，王金华，屠国瑞，等. 熟地黄麦角甾苷对小鼠肾毒血清肾炎治疗作用的研究. 世界科学技术 – 中医药现代化基础研究，2006，8（5）：46 – 48.

[8] 崔瑛，侯士良，颜正华，等. 熟地黄对毁损下丘脑弓状核大鼠学习记忆及海马 c – fos 和 NGF 表达的影响. 中国中药杂志，2003，28（4）：362 – 365.

[9] 崔瑛，颜正华，侯士良，等. 熟地黄对动物学习记忆障碍及中枢氨基酸递质、受体的影响. 中国中药杂志，2003，28（9）：862 – 866.

[10] 高治平. 熟地黄对雌性小鼠老化进程中雌、孕激素受体含量的上调作用. 河南中医学院学报，2003，18（5）：31 – 33.

[11] 曲有乐，陈虹，庞茂征. 熟地黄提取液对小鼠 Na^+，K^+ – ATPase 活性影响的研究. 中国现代药学杂志，2001，18（3）：194 – 195.

[12] 夏庆华，路千里. 熟地黄药理研究进展. 江西中医学院学报，2008，20（6）：96 – 97.

[13] 赵彦青，王爱凤. 山药的药理研究进展. 中医研究，2000，13（5）：49 – 51.

[14] 山原条二. 现代东洋医学. 1986，7（3）：51.

[15] 苗明三. 怀山药多糖对小鼠免疫功能的增强作用. 中药药理与临床，1997，13（3）：25.

[16] 王苏玲. 炮制对山药磷脂成分的影响. 中国中药杂志，1993，18（6）：340.

[17] 北京中医医院，北京中医研究所. 对"脾主运化"的初探. 中医杂志，1981，（3），61.

[18] 李树英. 山药健脾胃作用的研究. 中药药理与临床，1994，10（1）：19.

[19] 顾文珍. 尿囊素的作用及其临床应用. 新药与临床，1990，9（4）：232.

[20] Maurice M. Dioscoreatine. The Hypoglycemic Principle of Dioscorea dumetorum. Planta Medica，1990，56（1）：119.

[21] Hikino H，et al，Isolation and Hypoglycemic Activity of Diosco – rans A，B，C，D and F；Glycans of Dioscorea japonica Rhi – zophors，Planta Meclica，1986；53（3）：168.

[22] 山原条二，壬生宽之，尺田德之助他. 生药の生物活性成分に关する研究. にわる病态王てん在用いた山茱萸糖尿病活性成份の检讨. 药学杂志，1981，10（1）：86.

［23］郝志奇．山药水煎剂对实验性小鼠的降血糖作用．中国药科大学学报，1991，22（3）：158．

［24］何书英．山药水溶性多糖的化学及体外抗氧化活性．中国药科大学学报，1994，25（6）：369．

［25］苗明三．怀山药多糖抗氧化作用研究．中国医学报，1997，12（2）：22．

［26］李献平．四大怀药对家蚕寿命及生长发育的影响．河南中医，1990，10（4）：15．

［27］曹凯．熟地、菊花、山药、牛膝四大怀药对小鼠脑线粒体单胺氧化酶活性的影响．中国老年学杂志，1998，18（4）：102．

［28］曹凯．四种中药对小鼠组织谷胱甘肽过氧化物酶活性和脂质过氧化物含量的影响．中国中西医结合杂志，1993，13（特集）：82．

［29］Prema. P, et al. Zndian J Biochem Biophys, 1978, 15 (5)：423.

［30］赵国华，李志孝，陈宗道．山药多糖 RDPS－I 的结构分析及抗肿瘤活性．药学学报，2003，38（1）：37－41．

［31］赵国华，李志孝，陈宗道．化学改性对山药多糖抗肿瘤活性的影响．中国食品学报，2004，4（1）：39－42．

［32］杭悦宇，秦慧贞，丁志遵．山药新药源的调查和质量研究．植物资源与环境，1992，1（2）：10－15．

［33］阚建全．山药活性多糖抗突变作用的体外实验研究．营养学报，2001，23（1）：76－78．

［34］林乾良．中药．北京：北京科技出版社，1989．

［35］胡世林．中国地道药材．黑龙江：黑龙江科技出版社，1986．

［36］魏德煜．中医药防治艾滋病的初步探索．福建中医药，1988，19（6）：16．

［37］张亚军，高云艳．山茱萸化学成分与药理研究概况．山茱萸化学成分与药理研究概况，2002，9（10）：81－82．

［38］陈涛．山茱萸水提液对骨质疏松模型小鼠骨形态学影响．天津药学，2003，15（4）：5．

［39］李士懋，田淑霄，杨永，等．山茱萸对家兔失血性休克实验研究．中医急症通讯，1988，（2～3）：26．

［40］戴岳，杭秉茜，黄朝林，等．山茱萸对小鼠免疫系统的影响．中国药科大学学报，1990，21（4）：226．

［41］钱东生，罗琳，何敏，等．山茱萸乙醇提取液对Ⅱ型糖尿病大鼠的治疗效应．南通医学院学报，2000，20（4）：337．

［42］李建民，周勇，项静辰，等．山茱萸总苷对正常小鼠 T 淋巴细胞免疫功能影响的实验研究．北京中医药大学学报，2000，23（6）：30．

［43］李建民，周勇，张丽，等．山茱萸总苷对 HUVEC 表达 ICAM－1、CD44 的影响．中国免疫学杂志，2000，（16）：604．

［44］李满郁，王艳铭，杨立伟．山茱萸药理作用研究．中医药信息，2005，22

（4）：33.

［45］刘洪，许惠琴．山茱萸及其主要成分的药理学研究进展．南京中医药大学学报，2003，19（4）：254－256.

［46］李渊何．单味中药治疗糖尿病的研究进展．天津中医学院学报，2004，23（2）：102－103.

［47］许惠琴，朱荃，李祥，等．7味中药对体外非酶糖化终产物生成的抑制作用．中草药，2002，33（2）：145－146.

［48］李士懋，田淑霄，杨永玲，等．山茱萸对家兔失血性休克实验研究．中医急症通讯，1988（3）：26－27.

［49］郭红艳，栾晶，张鹏霞，等．山茱萸醇提取物对D－半乳糖致衰大鼠非酶糖化及AR活性的影响．黑龙江医药科学，2004，27（6）：1－2.

［50］刘洪，许惠琴．山茱萸及其主要成分的药理学研究进展．南京中医药大学学报，2003，19（4）：254.

［51］周晶，李光华．枸杞的化学成分与药理作用研究综述．辽宁中医药大学学报，2009，11（6）：93－9.

［52］许月红．枸杞的免疫药理研究进展．中药材，2000，23（5）：295－298.

［53］王强．枸杞及地骨皮多糖对小鼠免疫系统的作用．中药药理及临床，1993，9（3）：39.

［54］钱玉昆．中药苦参及枸杞对免疫细胞和细胞因子的实验研究．中华微生物学和免疫学杂志，2001，8（5）：312.

［55］王柏昆，刑善田，周金黄．枸杞多糖对小鼠T杀伤及NK细胞的免疫药理作用及抗环磷酰胺的免疫抑制作用．中国药理学与毒理学杂志，2000，4（1）：59.

［56］张永祥．枸杞药理作用研究进展．中国药理学与毒理学杂志，2002，4（5）：58.

［57］耿长山．枸杞对老年人免疫系统的影响．中国老年学杂志，1998，8（4）：236.

［58］高向东．枸杞药理作用研究进展．中国药科大学学报，2002，21（1）：43.

［59］钱玉昆．枸杞药理作用研究进展．北京医科大学学报，1998，21（1）：31.

［60］戴寿芝．枸杞对老年人免疫系统的影响．中国老年学杂志，1999，7（4）：36－39.

［61］王玲，杜宁英，钱玉昆．枸杞多糖的免疫调节研究进展．上海免疫学杂志，1995，15（2）：118－120.

［62］刑铮．枸杞茶的药效作用．医学研究通讯，1989，18（2）：4.

［63］刘艳红，赵胜利，石瑞如，等．黄花、枸杞对衰老大鼠血浆过氧化脂质、超氧化物歧化酶及某些激素的影响．中药药理与临床，1996，12（2）：20－22.

［64］李为，戴寿芝，马蔚．口服枸杞子对老年人血中SOD、HB和LOP含量的动态观察．中草药，1999，22（6）：251.

［65］王德山，肖玉芳，董朝晖，等．枸杞抗实验性高血脂肝脂量效关系及毒性研究．辽宁中医杂志，2002，24（12）：567－568．

［66］迟国兴，田刚，吴晓岚．吉林枸杞粗多糖保肝作用的研究．吉林中医学，1996，1（2）：35．

［67］杨新波，黄正明，曹文斌，等．枸杞多糖对正常小鼠及四氧嘧啶致高血糖小鼠血糖的影响．人民中医药专刊，1998，14（1）：11－13．

［68］张涛，郑刚．枸杞水提取物抗诱变作用的研究．中国优生优育，1997，8（2）：74－76．

［69］王金童，王秀娟．枸杞子的化学成分与药理研究概况．天津药学，1999，11（3）：14－16．

［70］钱严丛．枸杞子的化学成分及药理研究新进展．中国药科大学学报，2000，28（14）：33－35．

［71］李宗山，曲云英，邱世翠．枸杞抗 X 线辐射免疫功能的观察．滨州医学学报，1993，16（2）：13－15．

［72］国家中医药管理局《中华本草》编委会．中华本草．上海科学技术出版社，1999．

［73］宋树立．川牛膝水煎液小鼠妊娠的实验研究．中国医药学报，1994，9（4）：232．

［74］孙水平，李新华，孙曙光．怀牛膝的药理研究续报．河南中医，1985，5（1）：40．

［75］郑金灿，陈忠科．怀牛膝的多倍体、单体和二倍体的药理作用比较．药学通报，1988，23（11）：666．

［76］崔瑛，侯士良．怀牛膝预防动脉粥样硬化的实验研究．基层中药杂志，1998，12（1）：30．

［77］李学林，李威，陈国华，等．牛膝活血作用的实验研究．中医研究，1990，3（2）：27．

［78］陈可冀．活血化瘀研究与临床．中国协合医大、北京医大联合出版社，1993，239．

［79］陈红，石圣洪．中药川、怀牛膝对小鼠微循环及大鼠血液流变学的影响．中国微循环，1988，2（3）：182．

［80］向道斌，葛家璧，李晓玉．牛膝多糖对小鼠体液免疫反应的增强作用．上海免疫学杂志，1994，14（3）：134．

［81］向道斌，蒋超，李晓玉．牛膝多糖对 T 淋巴细胞和天然杀伤细胞功能的影响．中国药理学与毒理学杂志，1994，8（3）：209．

［82］向道斌，李晓玉．牛膝多糖的抗肿瘤活性及其免疫增强作用．中国药理学报，1993，（6）：55．

［83］李祖伦，石圣洪．川牛膝多糖的免疫活性研究．中药材，1998，21（2）：90．

［84］潘扬，任仁安，王永珍．关于三妙丸和四妙丸中牛膝溶血试验的新发现．基

层中药杂志，1990，4（1）：40.

[85] 李乾五，葛玲，李生正，等. 川牛膝提取物抗生育作用的实验研究. 西安医科大学学报，1990，1（1）：27.

[86] 陈月容，申晓冬. 怀牛膝抗生育化学成分研究（摘要）. 西安医科大学学报，1990，11（4）：338.

[87] 刘世昌，倪允孚. 四大怀药对小鼠血液中谷胱甘肽过氧化物酶活性和过氧化脂质含量的影响. 中药材，1991，14（4）：39.

[88] 张志英，王绍坤. 牛膝抗衰老作用的生物化学研究. 山西医学院学报，1995，26（1）：4.

[89] 李献平，刘世昌. 四大怀药对家蚕寿命及生长发育的影响. 中国中药杂志，1990，15（9）：563.

[90] 全宏勋，侯士良. 麦饭石、牛膝对早期鸡胚发育的影响. 河南中医，1993，13（5）：208.

[91] 江黎明，李志明，韩定铭. 神经生长因子受体活性中草药及其成分筛选. 中草药，1994，25（2）：79.

[92] 戴伟礼，李根池. 小鼠甲醛镇痛模型筛选中药牛膝的镇痛作用. 中成药，1989，11（10）：29.

[93] 叶敏，阎玉凝. 菟丝子药理研究进展. 北京中医药大学学报，2000，23（5）：52−53.

[94] 宓鹤鸣，郭澄，宋洪涛，等. 三种菟丝子补肾壮阳作用的比较. 中草药，1991，22（12）：547～550.

[95] 彭守静，陆仁康，俞丽华，等. 菟丝子、仙茅、巴戟天对人精子体外运动和膜功能影响的研究. 中国中西医结合杂志，1997，17（3）：145～147.

[96] 熊跃斌，周楚华. 淫羊藿及菟丝子醇提物对雄性生殖功能的影响. 中国药学杂志，1994，29（2）：89～90.

[97] 陈奇. 中药药理研究方法学. 北京：人民卫生出版社，1993，802～803.

[98] 肖锦松，崔风军，宁廷选，等. 玉竹、菟丝子醇提物对烧伤小鼠免疫功能的影响. 中国中药杂志，1990，15（9）：45～47.

[99] 肖锦松，崔风军，赵文仲，等. 玉竹、菟丝子提取物对小鼠血清集落刺激因子的影响. 中医研究，1992，5（2）：12～15.

[100] 郭澄，张俊平，苏中武. 中药菟丝子对小鼠淋转功能的影响. 时珍国药研究，1997，8（6）：515.

[101] 李更生，陈雅妍，李顺成. 南方菟丝子水溶性成分免疫活性的研究. 中国中医药科技，1997，4（4）：256～258.

[102] 郭军，白书阁，王玉民，等. 菟丝子抗衰老作用的实验研究. 中国老年学杂志，1996，16（1）：37～38.

[103] 郭军，马宏岩，王建军. 菟丝子对糖尿病患者抗氧化能力的影响. 佳木斯医学院学报，1997，20（1）：19～20.

[104] 郭澄，苏中武，李承祜，等．中药菟丝子保肝活性的研究．时珍国药研究，1992，3（2）：62～64．

[105] 杨涛，梁康，张昌颖．四种中草药对大鼠半乳糖性白内障防治效用的研究．北京医科大学学报，1991，23（2）：97～99．

[106] 杨涛，梁康，侯纬敏，等．四种中草药对大鼠半乳糖性白内障相关酶活性的影响．生物化学杂志，1991，7（6）：731～736．

[107] 杨涛，梁康，侯纬敏，等．四种中草药抗白内障形成中晶状体脂类过氧化水平及脂类含量的变化．生物化学杂志，1992，8（2）：164～167．

[108] 邹莉菠，刘干中．部分中药对动物学习记忆功能的影响．中药药理与临床，1990，6（5）：16～19．

[109] 樊永平，施雪筠，黄承荣，等．菟丝子有效成分EOA－1对乳鼠心脏体外保存及耳后移植存活情况的影响．北京中医药大学学报，1996，19（6）：65～66．

[110] 梅全喜，毕焕新．现代中药药理手册．中国中医药出版社，1998．

[111] 杨梅香，杨勇，谢平，等．龟上、下甲滋阴作用的药理研究．药学通报，1988，23（3）：138－141．

[112] 乔亭祥，赵立山，藏笑松，等．龟上、下甲滋阴作用的比较研究．药学通报，1988，23（3）：141－143．

[113] 杨梅香，杨勇．龟上、下甲对甲亢型阴虚大鼠体重、饮水量、尿量、血浆黏度等的影响．中药通报，1988，13（2）：41－43．

[114] 苗燕玲，张梅香，刘恩，等．龟上、下甲对甲亢型阴虚大鼠甲状腺、胸腺、肾上腺、脾脏病理学的影响．中药通报，1988，13（3）：42－44．

[115] 聂淑琴，薛宝云，戴宝强，等．龟甲胶和速溶龟甲胶冲剂主要药效学比较研究．中国中药杂志，1995，20（8）：495－496．

[116] 陈可冀，李春生．新编抗衰老中药学．北京：人民卫生出版社，1998，641．

[117] 孙苏亚，王锦，刘铮，等．龟板提取液对去势大鼠骨质疏松的作用．中药药理与临床，1998，14（5）：20－22．

[118] 孙思亭，薛庆海，杨梅香，等．龟甲的滋阴作用与微量元素铜锌关系．吉林中医药，1987，（3）：33．

[119] 张豁中，温玉麟．动物活性成分化学．天津：天津科学技术出版社，1995：780．

[120] 潘毅生，邬立光，罗桂香，等．龟板对子宫的兴奋作用．中国药学杂志，1991，26（10）：594．

[121] 王淑兰，李淑莲，董崇田，等．枸杞子等八种中药提取液对体外培养细胞和小鼠腹腔巨噬细胞影响的实验研究．白求恩医科大学学报，1990，16（4）：325－328．

[122] 冯国平，荣征星，杨晴，等．滋阴药生地龟板对甲亢大鼠肾脏β肾上腺素能受体的调节作用．上海第二医学院学报，1985，（2）：107－110．

[123] 谢仰洲，王琪，徐淑玲，等．龟甲滋阴作用的免疫功能的影响．云南中医杂志，1988，9（1）：31－32.

[124] 郑本端，吕国桥，罗自文．龟甲胶药理作用研究进展．时珍国医国药，2001，12（5）：463－464

[125] 蒙海燕，曲晓波，李娜．鹿茸及鹿角胶对去卵巢大鼠骨质疏松症的影响．中药材，2009，32（2）：179－180.

[126] 吴静，余仕龙，王峰，等．鹿角胶对大鼠胃黏膜保护作用的实验研究．实用医学杂志，2007，23（17）：2636－2637.

[127] 聂淑琴，梁爱华，薛宝云，等．鹿角胶新老剂型壮阳、补血作用的比较研究．中国中药杂志，1996，21（10）：625.

[128] 王龙，张晓华，吴祖道，等．六种补胶的比较研究．中国中药杂志，1992，17（01）：48.

[129] 朱玲，罗颂平，许丽锦．免疫性卵巢早衰小鼠生殖能力的研究．中国医药导报，2008，5（6）：13.

[130] 朱玲，罗颂平，许丽绵．左归丸对免疫性卵巢早衰小鼠卵巢 Fas、Fas－L 表达的影响．江西中医学院学报，2008，20（1）：52.

[131] 樊永平，周莉，龚海洋，等．滋阴与温阳法对实验性自身免疫性脑脊髓炎大鼠病程及其血浆细胞因子的影响．北京中医药大学学报，2008，3（3）：171.

[132] 刘洋，姚成芳，王丽，等．左归丸对小鼠 CD4$^+$～CD25$^+$调节性 T 细胞的影响．山东中医药大学学报，2007，（1）：56.

[133] 刘梅洁，吕国红，邹军，等．左归丸含药血清对成骨细胞分泌骨钙素的影响．中国中医基础医学杂志，2007，13（8）：581.

[134] 鞠大宏，赵宏艳，刘梅洁，等．左归丸含药血清对成骨细胞 IL－1、IL－6 和 COX－2 表达的影响．中国实验动物学报，2006，14（2）：96.

[135] 李瀚旻，晏雪生，罗建君，等．左归丸药物血清对骨髓间质细胞转化为肝细胞的作用．中国组织工程研究与临床康复，2007，28（11）：5465.

[136] 陈大舜，易发银，葛全文，等．左归降糖灵对实验性糖尿病的防治作用．湖南中医学院学报，1995，15（2）：44－46.

[137] 冯前进，冯玛莉，王玉良，等．补肾方剂左归丸（汤）对小鼠早期胚胎发育的影响．中国中西医结合杂志，1996，16（11）：673－675.

[138] 刘彦芳，蔡定芳，陈晓红，等．左归丸对 MSG－大鼠胸腺及淋巴细胞增殖反应的影响．中国实验方剂学杂志，1998，4（4）：1－3.

[139] 刘彦芳，蔡定芳，陈晓红，等．左归丸对左旋谷氨酸单钠大鼠下丘脑单胺类递质含量及体重增长的影响．中国中西医结合杂志，1997，17（11）：673－675.

[140] 李瀚，张六通，梅家俊，等．左旋谷氨酸单钠－肝再生－大鼠模型的建立．世界华人消化杂志，2000，8（7）：824－826.

［141］李瀚，张六通，邱幸凡．"肝肾同源于脑"与肝肾本质研究．中医杂志，2000，41（2）：69－71．

［142］杨木兰，李瀚，梅家俊，等．Dig 标记探针原位杂交检测 MSG－肝再生－大鼠下丘脑弓状核 TGF－β1mRNA．中国组织化学与细胞化学杂志，2002，11（2）：202－204．

［143］李瀚，杨木兰，梅家俊，等．MSG－肝再生－大鼠下丘脑神经细胞凋亡及相关基因 TGF－β_1 的表达．中国应用生理学杂志，2003，（1）：9－11．

［144］李瀚，张六通，邱幸凡，等．"肝肾精血亏虚大鼠"动物模型的建立．中国中医基础医学杂志，2001，7（4）：291－295．

［145］李瀚，张六通，邱幸凡，等．左归丸改善 MSG－肝再生－大鼠肝肾精血亏虚证的作用机制研究．湖北中医学院学报，2001，3（4）：30－33．